AME 科研时间系列医学图书 1B049

胸部肿瘤放疗规范和靶区定义

北京大学放射肿瘤学临床规范系列

名誉顾问：申文江　徐　博

名誉主编：王俊杰　高献书　陈亚林

主　　编：王维虎　石安辉　于会明

副 主 编：余　荣　李东明

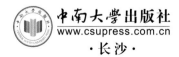
中南大学出版社
www.csupress.com.cn
·长沙·

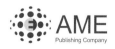
AME
Publishing Company

图书在版编目（CIP）数据

胸部肿瘤放疗规范和靶区定义/王维虎，石安辉，于会明主编. —长沙：中南大学出版社，2020.3
ISBN 978 - 7 - 5487 - 3963 - 0

（AME科研时间系列医学图书）

Ⅰ.①胸　Ⅱ.①王...　②石...　③于...　Ⅲ.①胸腔疾病-肿瘤-放射疗法-规范　Ⅳ.①R734.055-65

中国版本图书馆CIP数据核字(2020)第022180号

AME 科研时间系列医学图书 1B049

胸部肿瘤放疗规范和靶区定义

XIONGBU ZHONGLIU FANGLIAOGUIFAN HE BAQUDINGYI

王维虎　　石安辉　　于会明　　主编

□丛书策划	郑　杰　汪道远	社址：长沙市麓山南路	
□项目编辑	陈海波　廖莉莉	邮编：410083	
□责任编辑	代　琴　王仁芳	发行科电话：0731-88876770　传真：0731-88710482	
□责任校对	石曼婷	□策划方　AME Publishing Company	
□责任印制	易红卫　潘飘飘	地址：香港沙田石门京瑞广场一期，16 楼 C	
□版式设计	胡晓艳　林子钰	网址：www.amegroups.com	
□出版发行	中南大学出版社	□印　装　天意有福科技股份有限公司	

□开　　本　710×1000　1/16　□印张 16.5　□字数 313 千字　□插页 1　　□书　　号　ISBN 978 - 7 - 5487 - 3963 - 0

□版　　次　2020 年 3 月第 1 版　□2020 年 3 月第 1 次印刷　　□定　　价　285.00 元

名誉顾问：

申文江
北京大学第一医院放疗科，主任医师，教授

徐　博
北京大学肿瘤医院放疗科，主任医师，医学博士

名誉主编：

王俊杰
北京大学第三医院放疗科，主任医师，教授

高献书
北京大学第一医院放疗科，主任医师，教授

陈亚林
北京大学人民医院放疗科，副主任医师，医学硕士

主编：

王维虎
北京大学肿瘤医院放疗科，主任医师，教授

石安辉
北京大学肿瘤医院放疗科，副主任医师，医学博士

于会明
北京大学肿瘤医院放疗科，主任医师，医学博士

副主编：

余　荣
北京大学肿瘤医院放疗科，副主任医师

李东明
北京大学肿瘤医院放疗科，主治医师

丛书介绍

很高兴，由AME出版社、中南大学出版社联合出品的"AME科研时间系列医学图书"，如期与大家见面！

虽然学了4年零3个月医科，但是，仅仅做了3个月实习医生，就选择弃医了，不务正业，直到现在在做医学学术出版和传播这份工作。2015年，毕业10周年。想当医生的那份情结依旧有那么一点，有时候不经意间会触动到心底深处……

2011年4月，我和丁香园的创始人李天天一起去美国费城出差，参观了一家医学博物馆——马特博物馆（The Mütter Museum）。该博物馆隶属于费城医学院，创建于1858年，如今这里已经成为一个展出各种疾病、伤势、畸形案例，以及古代医疗器械和生物学发展的大展厅，展品逾20 000件，其中包括战争中伤者的照片、连体人的遗体、侏儒的骸骨以及人体病变结肠等。此外还有世界上独一无二的收藏，比如一个酷似肥皂的女性尸体、一个长有两个脑袋的儿童的颅骨等。该博物馆号称"Birthplace of American Medicine"。走进一个礼堂，博物馆的解说员介绍宾夕法尼亚大学医学院开学典礼都会在这个礼堂举行。当时，我忍不住问了李天天一个问题：如果当初你学医的时候，开学典礼在这样的礼堂召开的话，你会放弃做医生吗？他的回答是：不会。

2013年5月，参加英国医学杂志（BMJ）的一个会议，会议之后，有一个晚宴，BMJ为英国一些优秀的医疗团队颁奖，BMJ的主编和BBC电台的著名节目主持人共同主持这个年度颁奖晚宴。令我惊讶的是，BMJ给每个获奖团队的颁奖词，从未提及该团队过去几年在什么大牛杂志上发表过什么大牛论文，而是关注这些团队在某个领域提高医疗服务质量，减轻病患痛苦，降低医疗费用等方面所作出的贡献。

很多朋友好奇地问我，AME是什么意思？

AME的意思就是，Academic Made Easy, Excellent and Enthusiastic。2014年9月3日，我在朋友圈贴出3张图片，请大家帮忙

一起从3个版本的AME宣传彩页中选出一个喜欢的。最后，上海中山医院胸外科的沈亚星医生竟然给出一个AME的"神翻译"：欲穷千里目，快乐搞学术。

AME是一个年轻的公司，拥有自己的梦想。我们的核心价值观第一条是：Patients Come First！以"科研（Research）"为主线。于是，2014年4月24日，我们的微信公众号上线，取名为"科研时间"。"爱临床，爱科研，也爱听故事。我是科研时间，这里提供最新科研资讯，一线报道学术活动，分享科研背后的故事。用国际化视野，共同关注临床科研，相约科研时间。"希望我们的AME平台，能够推动医学学术向前进步，哪怕是一小步！

如果说酒品如人品，那么，书品更似人品。希望我们"AME科研时间系列医学图书"丛书能将临床、科研、人文三者有机结合到一起，像西餐一样，烹调出丰富的味道，搭配出一道精美的佳肴，一一呈现给各位。

汪道远
AME出版社社长

序（一）

  肺癌和食管癌是胸部肿瘤中最具代表性的两类恶性肿瘤，其发病率和病死率居高不下，严重危害我国人民的健康。大量的研究和长期的临床实践表明，多学科综合治疗是胸部肿瘤治疗的最佳模式，放疗在综合治疗中的应用越来越广泛。影像技术的进步及其在放疗实践中的应用，对我们以往的临床实践既是有力的推动同时也提出新的问题，比如PET/CT和MRI在放疗靶区定义中的应用，既帮助我们实现精准放疗的目标，但又需要我们在这方面积累更多的经验，从而合理指导临床；另外，放疗地位在不同期别肿瘤的治疗中逐渐变化，如SBRT可用于早期肺癌的根治性治疗等，这就要求我们放疗专业工作者既要更加严格地实施放疗的流程，也要求我们更加准确地定义放疗靶区，这都是我们目前面临的挑战。

  但是不论技术如何进步，实现精准放疗的基础一定是放疗靶区及危及器官的准确定义，这是放疗专业工作者的基本功。北京大学肿瘤医院放疗科精心编撰的《胸部肿瘤放疗规范和靶区定义》一书，正是贴合了这一认识和目标。这本书承袭了该科室编写肿瘤放疗规范和靶区定义系列丛书的特点，既严谨认真，又生动丰富，不仅提供了目前规范诊疗的临床研究证据，而且列举了现存争议的理论依据，尤其是书中精心挑选的靶区和危及器官勾画范例，实用性强。相信此书的出版一定会推动我国胸部肿瘤精准放疗的发展，促进规范化、个体化综合治疗的开展，从而为提高我国胸部肿瘤诊治水平做出贡献。

殷蔚伯 中国医学科学院肿瘤医院放疗科，首席专家，教授

序（二）

北京大学肿瘤医院胸部肿瘤专业是国内最早开始MDT多学科协作的团队之一，数十年坚持每周开展多学科查房及联合会诊，整合各科室医疗资源，坚持患者利益最大化的治疗理念，在循证医学证据基础上为大量患者提供了合理治疗方案，取得了良好的社会效益。

放射治疗是胸部肿瘤综合治疗中的重要一环。我院放疗科胸部放疗团队秉承"团结创新、至仁至精"的科训，以患者为中心，与兄弟科室协作，在胸部肿瘤放疗的临床实践和科学研究方面进行了大量探索，诊治水平不断提高。

《胸部肿瘤放疗规范和靶区定义》一书，秉承"肿瘤放疗规范和靶区定义"系列丛书一贯的宗旨，既立足于现有指南、规范和共识，又盘点和汇总了最新研究进展。同时，汇集我院胸部肿瘤放疗团队多年的临床经验，既有规范支撑，又有北京大学肿瘤医院特色，特别是结合了典型病例，化枯燥抽象的专业理论为生动具体的图文表格，深入浅出，重点突出。本书能够让放疗专业工作者，特别是正在接受规范化培训的青年医生以及各级各类还没有机会接受规范化培训的医生，通过精心挑选的病例可以接受更直观的规范化培训，体会标准和先进的治疗理念和治疗策略。本书适合在全国推广，以期为我国放疗专业工作者的培养和胸部肿瘤放疗整体水平的提高贡献一份力量，造福癌症患者，助力健康中国建设。

季加孚 北京大学肿瘤医院 院长

序（三）

与病种繁多的头颈部肿瘤和消化系统肿瘤相比，胸部肿瘤相对"单纯"，但肺癌是"众癌之首"，食管癌也是我国特色肿瘤（世界50%的食管癌在中国），使我国胸部肿瘤防治任务十分繁重，目前从事胸部肿瘤诊疗和研究工作的人才仍然紧缺。放疗是胸部肿瘤综合治疗中的重要一环，随着放疗技术的飞速发展和治疗理念的不断更新，符合精准放疗时代需求的专业人才更是供不应求，这就需要我们既要掌握规范的标准化治疗模式，又要合理解读并正确应用不断变化的学术观点，尽量为不同患者提供规范化和个体化并重的整体医疗服务。

本书沿袭北京大学肿瘤医院放疗科"肿瘤放疗规范和靶区定义"系列丛书的一贯作风，再次举全科之力，集众家之思，积全体之智，几经删改，数易成稿。其间，几多辛苦，不必赘述。我们查阅并汇集了国内外大量经典文献、指南共识及最新进展，请教了相关领域的多位专家学者，精心挑选并反复讨论了病例选择、靶区勾画，还在文章架构、遣词造句等细节问题上进行了反复斟酌。在本书编撰过程中，我们也在进步，在升华。希望大家通过这本案头参考用书，不仅能在临床实践上获得帮助，也能在工作理念上得到提升。

书中内容来源于现有临床证据和实践经验，其中也包括一些亟待解决的争议。而新的科技进展和研究证据的涌现，必将不断更新我们对肿瘤放疗规范和靶区定义的认知。本书的出版希望能抛砖引玉，推动中国胸部肿瘤规范化治疗的进程。不足之处，敬请各位批评、指正。

王维虎　北京大学肿瘤医院放疗科，主任医师
石安辉　北京大学肿瘤医院放疗科，副主任医师
于会明　北京大学肿瘤医院放疗科，主任医师

目　录

第一部分
淋巴结分区的定义

第一章　肺癌淋巴结分区的定义

参考 2009 年由国际肺癌研究联合会（International Association for the Study of Lung Cancer，IASLC）给出的肺癌淋巴结定义[1]，以及后续相关研究[2]，将肺癌淋巴结分区的边界整理成表 1-1。肺癌淋巴结分区的图片示例见图 1-1 至图 1-14（图片均截取自纵隔窗）。

表1-1　肺癌淋巴结分区

分区	边界						备注
	上界	下界	前界	后界	外界	内界	
1R组（右锁骨上）*	环状软骨下缘	锁骨上缘	胸锁乳突肌后缘；锁骨后缘	头端为斜角肌前缘，尾端为肺尖、头臂静脉、头臂干	胸锁乳突肌外缘；斜角肌外缘	气管中线	
1L组（左锁骨上）	环状软骨下缘	锁骨上缘	胸锁乳突肌后缘；锁骨后缘	头端为斜角肌前缘，尾端为肺尖、颈总动脉和锁骨下动脉	胸锁乳突肌外缘；斜角肌外缘	气管中线	

续表1-1

分区	边界						备注
	上界	下界	前界	后界	外界	内界	
2R组（右上气管旁）	肺尖	无名静脉尾端与气管交叉处	血管间隙及之后	气管后壁	纵隔胸膜	气管左缘	
2L组（左上气管旁）	肺尖	主动脉弓上缘	血管间隙及之后	气管后壁	纵隔胸膜	气管左缘	
3a组（血管前间隙）	肺尖	隆凸水平	胸骨后缘	右侧为上腔静脉前缘，左侧为左颈动脉	纵隔胸膜	不适用	
3p组（气管后）	肺尖	隆凸水平	气管后壁	椎体前缘	纵隔胸膜	不适用	
4R组（右下气管旁）	无名静脉尾端与气管交叉处	奇静脉下缘	大血管后方	气管后壁	下腔静脉及奇静脉左缘	气管左缘	
4L组（左下气管旁）	主动脉弓上缘	左肺动脉干上缘	大血管后方	气管后壁	肺动脉韧带	气管左缘	
5组（主肺动脉窗）	主动脉弓下缘	左肺动脉干上缘	升主动脉后壁	降主动脉前壁	纵隔胸膜	肺动脉韧带	
6组（主动脉旁）	与主动脉弓上缘相切的水平线	主动脉弓下缘	主动脉弓前缘	降主动脉前壁	纵隔胸膜	主动脉弓外侧缘	

3

续表1-1

分区	边界						备注
	上界	下界	前界	后界	外界	内界	
7组（隆凸下）	隆凸	左侧下叶支气管上缘；右侧中间支气管下缘	右肺动脉主干及心包后缘	主支气管后缘	左、右主支气管	不适用	
8组（食管旁）	左侧下叶支气管上缘；右侧中间支气管下缘	膈肌	心包后缘	椎体前缘	纵隔胸膜	不适用	
9组（肺韧带）	下肺静脉下缘	膈肌	心包后缘	不适用	纵隔胸膜	不适用	
10组（肺门）	奇静脉下缘（右侧）肺动脉上缘（左侧）	叶间区域	—	—	—	—	毗邻主支气管和肺门血管的淋巴结，包括肺静脉和主肺动脉的近端
11组（肺叶间）	—	—	—	—	—	—	#
12组（肺叶）	—	—	—	—	—	—	毗邻肺叶支气管

续表1-1

分区	边界						备注
	上界	下界	前界	后界	外界	内界	
13组（肺段）	—	—	—	—	—	—	毗邻肺段支气管
14组（亚段支气管）	—	—	—	—	—	—	毗邻亚段支气管

*表示根据IASLC的定义，1、2、3组淋巴引流区之间有重叠部分，为了便于区分，本书参考EI-Sherief AH等的研究，以双侧第1肋骨连线区分1、2和3组淋巴引流区[2]，详见图片示例。#表示位于大的叶支气管起源之间，右侧2个位置分别位于右肺上叶支气管和中间支气管之间，以及右肺中叶支气管和下叶支气管之间，左侧1个位置位于左肺上叶支气管和下叶支气管之间。

■ 1组

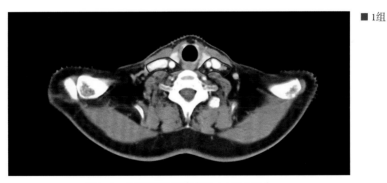

图1-1　环状软骨下缘水平（1组上界）

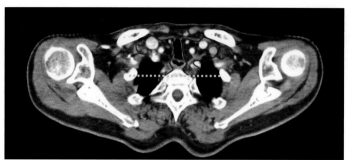

■ 1组
..... 第1肋骨连线

图1-2 第2胸椎上缘水平（1组）
此处第1肋骨连线的前方为1组。

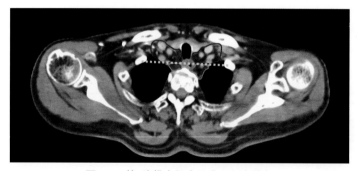

■ 1组
■ 3p组
..... 第1肋骨连线

图1-3 第3胸椎中间水平（3p组上界）
第1肋骨连线逐层向前下移动，自此层移至气管后壁与椎体之间，连线
的前方为1组，后方为3p组。

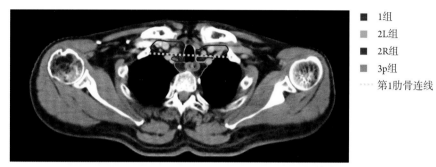

■　1组
■　2L组
■　2R组
■　3p组
┈　第1肋骨连线

图1-4　第4胸椎上缘水平（2组上界）

第1肋骨连线自此层移动至气管后壁之前，连线前为1组，连线与气管后壁之间为2组，气管后壁的后方为3p组。

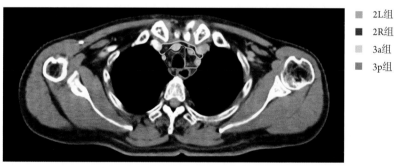

■　2L组
■　2R组
■　3a组
■　3p组

图1-5　胸骨柄上缘水平（1组下界，3a组上界）

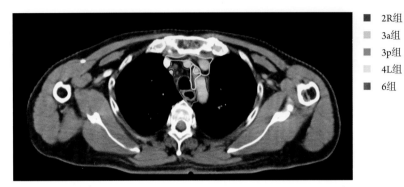

2R组
3a组
3p组
4L组
6组

图1-6　主动脉弓上缘水平（2L组下界，4L、6组上界）

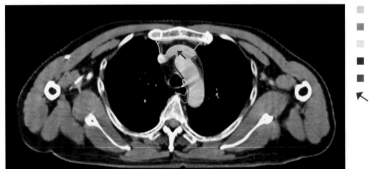

3a组
3p组
4L组
4R组
6组
箭头所指为无名
静脉尾端

图1-7　无名静脉尾端与气管交叉水平（2R组下界，4R组上界）

8

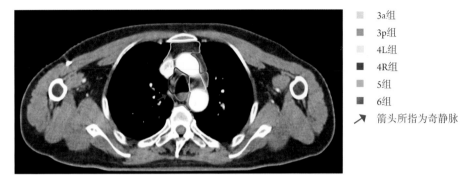

3a组
3p组
4L组
4R组
5组
6组
➚ 箭头所指为奇静脉

图1-8　主动脉弓下缘水平（5组上界）

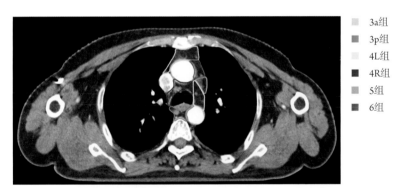

3a组
3p组
4L组
4R组
5组
6组

图1-9　奇静脉下缘水平（4R组下界）

9

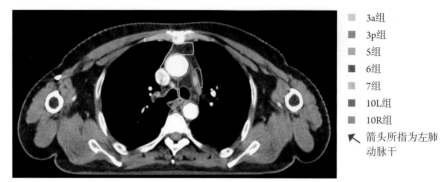

3a组
3p组
5组
6组
7组
10L组
10R组
↖ 箭头所指为左肺
动脉干

图1-10 奇静脉弓下缘下0.5 cm、左肺动脉干上缘、隆凸水平
（3a、3p、4L、5、6组下界，7、10组上界）

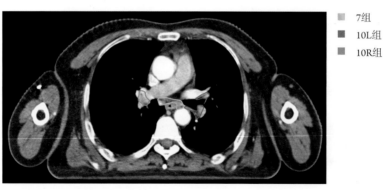

7组
10L组
10R组

图1-11 左肺下叶支气管上缘上0.5 cm水平（10组下界）
该层面为双侧主支气管即将分为叶支气管水平，故为10组下界。

10

■ 7组
■ 8组

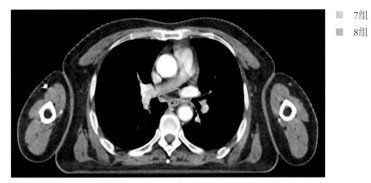

图1-12 左肺下叶支气管上缘水平（7组左侧下界、8组上界）

■ 7组
■ 8组

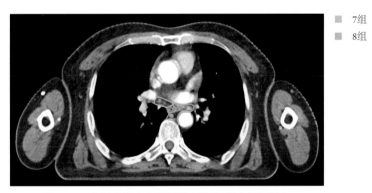

图1-13 右肺中间支气管下缘水平（7组右侧下界）

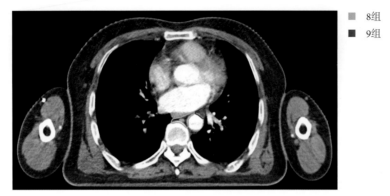

8组
9组

图1-14 左肺静脉下缘水平（9组上界）

参考文献

[1] Rusch VW, Asamura H, Watanabe H, et al. The IASLC Lung Cancer Staging Project: A Proposal for a New International Lymph Node Map in the Forthcoming Seventh Edition of the TNM Classification for Lung Cancer[J]. J Thorac Oncol, 2009, 4(5): 568-577.

[2] EI-Sherief AH, Lau CT, Wu CC, et al. International association for the study of lung cancer (IASLC) lymph node map: radiologic review with CT illustration[J]. Radiographics, 2014, 34(6): 1680-1691.

第二章　食管癌淋巴结分区的定义

根据2017年美国癌症联合委员会（American Joint Committee on Cancer，AJCC）第8版食管癌分期中的区域淋巴结定义[1]，同时参考2009年IASLC对肺癌淋巴结的定义[2]，对食管癌区域淋巴结进行描述（表2-1），图片示例见图2-1至图2-12（图片均截取自纵隔窗）。

表2-1　食管癌区域淋巴结分区

分区	边界					
	上界	下界	前界	后界	外界	内界
1R组（右下颈气管旁）	环状软骨下缘	肺尖	甲状腺后缘	斜角肌前缘	颈内动脉内侧	气管中线
1L组（左下颈气管旁）	环状软骨下缘	肺尖	甲状腺后缘	斜角肌前缘	颈内动脉内侧	气管中线
2R组（右上气管旁）	肺尖	头臂干动脉尾缘与气管交叉的水平	血管间隙及之后	气管后壁	纵隔胸膜	气管左缘

续表2-1

分区	边界					
	上界	下界	前界	后界	外界	内界
2L组（左上气管旁）	肺尖	主动脉弓上缘	血管间隙及之后	气管后壁	纵隔胸膜	气管左缘
4R组（右下气管旁）	头臂干动脉尾缘与气管交叉的水平	奇静脉上缘	大血管后方	气管后壁	下腔静脉及奇静脉左缘	气管左缘
4L组（左下气管旁）	主动脉弓上缘	隆凸	大血管后方	气管后壁	肺动脉韧带	气管左缘
7组（隆凸下）	隆凸	左侧下叶支气管上缘；右侧中间支气管下缘	右肺动脉主干及心包后缘	主支气管后缘	左、右主支气管	不适用
8U组（上段食管旁）	肺尖	气管分叉	气管后壁	椎体前缘	纵隔胸膜	不适用
8M组（中段食管旁）	气管分叉	下肺静脉下缘	左右主支气管后缘	椎体前缘	纵隔胸膜	不适用
8Lo组（下段食管旁）	下肺静脉下缘	食管胃交界部	心包后缘	椎体前缘	纵隔胸膜	不适用
9R组（右下肺韧带）	右下肺静脉下缘	膈肌	心包后缘	不适用	纵隔胸膜	不适用
9L组（左下肺韧带）	左下肺静脉下缘	膈肌	心包后缘	不适用	纵隔胸膜	不适用
15组（膈肌）	心包底	膈肌脚	心包后缘	食管前方	不适用	不适用

续表2-1

分区	边界					
	上界	下界	前界	后界	外界	内界
16组（贲门旁）	膈肌	贲门右淋巴结下界为胃体水平注入小弯淋巴结；贲门左淋巴结下界为胃大弯淋巴结	贲门左淋巴结前外侧界为腹膜脏层	贲门右淋巴结向后为腹主动脉；贲门左淋巴结后界为脾脏	不适用	不适用
17组（胃左）	沿胃左动脉走行	—	—	—	—	—
18组（肝总）	肝总动脉近端淋巴结	—	—	—	—	—
19组（脾）	脾动脉近端淋巴结	—	—	—	—	—
20组（腹腔干）	位于腹腔动脉干根部	—	—	—	—	—

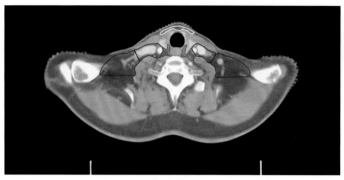

■ 颈部Ⅳ组（非区域）
■ 颈部Ⅴ组（非区域）
□ 颈部Ⅵa组（非区域）
■ 1组
■ 食管

图2-1　环状软骨下缘（食管入口）水平（1组上界）

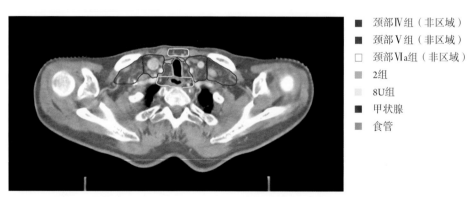

■ 颈部Ⅳ组（非区域）
■ 颈部Ⅴ组（非区域）
□ 颈部Ⅵa组（非区域）
▨ 2组
▨ 8U组
■ 甲状腺
▨ 食管

图2-2　肺尖水平（1组下界、2组上界、8U组上界）

16

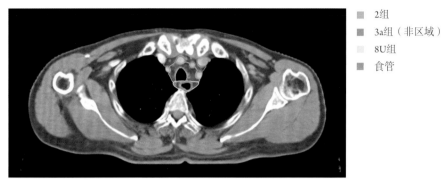

■　2组
■　3a组（非区域）
▨　8U组
■　食管

图2-3　胸骨切迹水平（颈部Ⅵa组下界，血管前方为3a组）

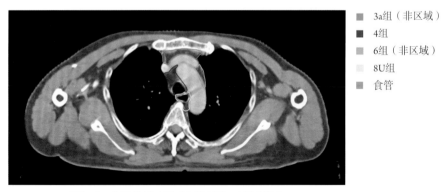

■　3a组（非区域）
■　4组
▨　6组（非区域）
▨　8U组
■　食管

图2-4　主动脉弓水平（2组下界，4组上界）

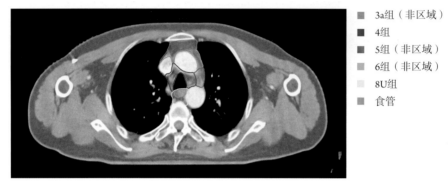

■ 3a组（非区域）
■ 4组
■ 5组（非区域）
■ 6组（非区域）
■ 8U组
■ 食管

图2-5　奇静脉弓水平（4组下界）

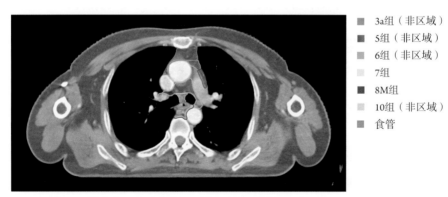

■ 3a组（非区域）
■ 5组（非区域）
■ 6组（非区域）
■ 7组
■ 8M组
■ 10组（非区域）
■ 食管

图2-6　隆凸水平（7组起始，8U组下界、8M组上界）

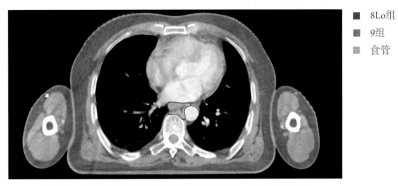

■ 8Lo组
■ 9组
■ 食管

图2-7　右下肺静脉下缘水平（8M组下界、8Lo组上界）

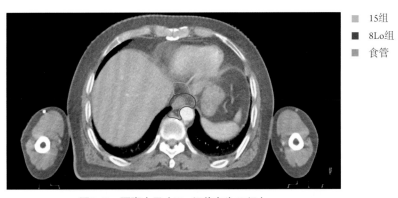

■ 15组
■ 8Lo组
■ 食管

图2-8　膈脚水平（8Lo组前方为15组）

19

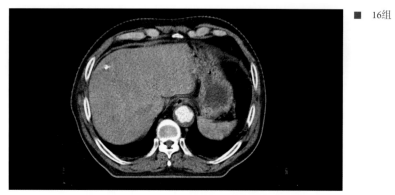

■ 16组

图2-9　食管胃交界水平（8Lo组下界，贲门旁为16组）

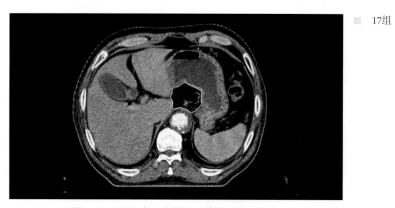

▓ 17组

图2-10　肝门水平（胃左血管区域为17组）

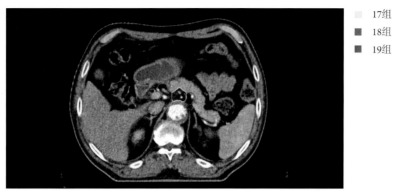

17组
18组
19组

图2-11 右肾上极水平（根据胃左动脉、肝总动脉、脾动脉血管走行区域划分淋巴引流区）

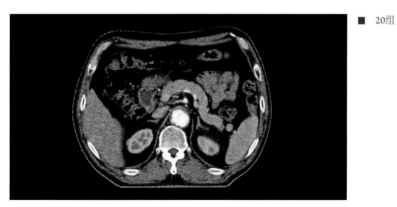

20组

图2-12 腹腔干根部水平（20组下界）

参考文献

[1] Rice TW, Ishwaran H, Ferguson MK, et al. Cancer of the Esophagus and Esophagogastric Junction: An Eighth Edition Staging Primer[J]. J Thorac Oncol, 2017, 12(1): 36-42.

[2] Rusch VW, Asamura H, Watanabe H, et al. The IASLC Lung Cancer Staging Project: A Proposal for a New International Lymph Node Map in the Forthcoming Seventh Edition of the TNM Classification for Lung Cancer[J]. J Thorac Oncol, 2009, 4(5): 568-577.

第二部分
非小细胞肺癌

第三章　非小细胞肺癌放疗证据及临床实践

肺癌是世界范围内发病率和病死率最高的恶性肿瘤[1]。在我国，肺癌亦位居恶性肿瘤发病率和病死率首位，男女发病比例约为2∶1，2015年我国肺癌新发病例和死亡病例分别为78.7万和63.1万[2]。吸烟是肺癌的首要危险因素，85%~90%的肺癌与吸烟相关[3]。肺癌整体预后较差，我国患者的5年总生存（overall survival，OS）率约为19.7%[4]。

非小细胞肺癌（non-small cell lung cancer，NSCLC）占所有肺癌的80%以上[5]。大部分患者需要综合治疗。放疗在NSCLC治疗中占有重要地位，总的应用率约为64.3%[6]。近十余年来，我国放疗在NSCLC中的应用也越来越广泛[7]，主要应用于：临床不可手术或拒绝手术的早期患者的根治性放疗；术前或术后患者包含放疗的综合治疗；不能手术

的局部晚期患者的同步或序贯放化疗；晚期患者的姑息治疗等。

1　早期NSCLC患者体部立体定向放疗

根据美国癌症联合委员会（American Joint Committee on Cancer，AJCC）第8版TNM分期系统的定义，早期NSCLC指淋巴结阴性（N0）的Ⅰ~Ⅱ期患者。早期NSCLC的标准治疗为肺叶切除术[8]，5年OS率为68%~92%[9]。但对于一些因基础疾病临床不可手术或拒绝手术的患者，放疗是首选的根治性治疗方式[10-11]。根据单次放疗的剂量，放疗方式包括常规分割放疗与体部立体定向放疗（stereotactic body radiation therapy，SBRT）。常规分割放疗与SBRT相比

具有局部失败率高、治愈率低和疗程较长等缺点[12-15]。因此，这类患者目前首选SBRT治疗，对于手术风险较高仅能耐受亚肺叶切除术的患者SBRT也是合适的治疗选择。SBRT也称为立体定向消融放疗（stereotactic ablative radiation therapy，SABR）[10]，指采用一次到数次的外照射，使高剂量的放射线精确地聚焦在体部肿瘤上，从而使肿瘤受到高剂量照射而周围正常组织受到低剂量照射的一种放疗技术。随着计算机和影像技术的发展以及治疗设备条件的提高，SBRT技术所需的精确肿瘤定位、精确计划设计和精确治疗得以实现，从而使SBRT技术迅速发展。从治疗效果和安全性看，SBRT技术具有放疗分割次数少、肿瘤生物等效剂量（biological equivalent dose，BED）高、周围正常组织器官受照剂量低的特点。

研究表明，临床不可手术或拒绝手术的早期NSCLC患者行常规分割放疗，3年局部控制（local control，LC）率约51%，3年OS率不超过30%（表3-1）。然而，早期NSCLC患者行SBRT的疗效明显优于常规分割放疗。前瞻性研究结果显示（表3-2），早期NSCLC行SBRT的患者3年LC率大于80%，3年OS率43%~60%，中位OS 33~48个月[18-25]。其中，RTOG 0236研究共纳入59例临床不可手术的病理确诊为NSCLC的患者，全组患者在8~14天接受54 Gy/3f的SBRT。55例可评估病例（44例T1及11例T2）的中位随访时间34.4个月，

仅1例出现原发灶局部复发、3例出现受累肺叶复发，3年LC率及3年受累肺叶控制率分别为97.6%[95% 置信区间（confidence interval，CI）：84.3%~99.7%]和90.6%（95% CI：76.0%~96.5%）；3年无进展生存（progression-free survival，PFS）率和3年OS率分别为48.3%（95% CI：34.4%~60.8%）和55.8%（95% CI：41.6%~67.9%），中位OS为48.1个月。从近期疗效来看，SBRT在临床不可手术的早期NSCLC患者可以达到良好的局控和生存[20]。

远期预后方面，2018年Timmerman等更新了RTOG 0236研究的5年随访结果，OS率为40%，局部复发率仅7%[26]。Sun等对PET/CT分期为Ⅰ期且病理明确的不可手术的NSCLC患者进行了长达7年以上的随访。这一前瞻性研究共得到65例患者的可分析数据，均接受50 Gy/4f的SBRT。全组中位随访时间7.2年，在治疗结束后中位14.5（4.3~71.5）个月时有18例出现疾病复发，5例为局部复发、8例为区域复发、8例为远处转移，其中2例患者为同时出现2种或3种复发情况。全组患者5年、7年PFS率分别为49.5%和38.2%，相应的OS率分别为55.7%和47.5%；5年时的局部复发率、区域复发率及远处转移率分别为8.1%、10.9%及11.0%；7年时分别为8.1%、13.6%和13.8%。仅3例患者出现3级不良反应（2例为皮炎，1例为胸痛及放射性肺炎）[27]。

Hegi等对早期NSCLC患者行SBRT（共87项研究，8 410例患者）或非SBRT治疗（共25项研究，1 787例患

表3-1　临床不可手术的早期NSCLC患者行常规分割放疗或SBRT的对比

第一作者（发表年份）	样本量	放疗技术	放疗方案（Gy/f）	中位 OS（月）	3 年 OS 率（%）	3 年 LC 率（%）
Kaskowitz（1993）[15]	53	常规分割	63.2/35	21.0	19.0	51.0
Sibley（1998）[16]	156	常规分割	64/32	24.0	25.0*	51.0*
Wisnivesky（2005）[17]	2374	常规分割	NA	21.0	30.0	NA
Baumann（2009）[18]	57	立体定向	45/3	41.0	60.0	92.0
Fakiris（2009）[19]	70	立体定向	60~66/3	32.4	42.7	88.1
Timmerman（2010）[20]	55	立体定向	54/3	48.1	55.8	97.6

OS，总生存；LC，局部控制；*表示数据为根据文献图标计算所得；#表示数据为粗率；NA，未知。

者）的系统回顾分析结果显示，非SBRT组2年、3年OS率均低于SBRT组（P<0.001），且报道了更多的≥2级放射性食管炎（15% vs 1%）。由于纳入的人群异质性较大，两组之间可比较性较差，因此研究结论的证据级别较低[28]。2019年初发表的CHISEL研究是一项Ⅲ期多中心随机对照研究，纳入了共来自14个中心101例病理明确且PET/CT分期为Ⅰ期（T1-2aN0M0）的不可手术或拒绝手术的NSCLC患者。全组患者东部肿瘤协作组（Eastern Cooperative Oncology Group，ECOG）评分为0~1分，以2∶1的比例随机接受SBRT（n=66例，54 Gy/3f/2周或48 Gy/4f/2周）或常规分割放疗（n=35例，66 Gy/33f/6.5周或50 Gy/20f/4周）。主要研

究终点为局部治疗失败时间（time to local treatment failure）。局部治疗失败指原发灶进展或内靶体积周边1.5 cm区域内出现新发病灶。由于入组时间较长，研究决定最终分析数据的时间为最后1例患者入组后2年。截至分析数据时，SBRT组和常规分割放疗组出现局部治疗失败的例数分别为9例（14%）和11例（31%），从这些患者的局部治疗失败时间来看，SBRT组的疗效显著优于常规分割放疗组（HR 0.32，96% CI：0.13~0.77，P=0.0077）；两组患者均未达到中位局部治疗失败时间，2年LC率分别为89%和65%。此外，SBRT组患者的总生存优于常规分割放疗组（中位OS两组分别为5年和3年；2年OS率两组分别为77%和59%；HR 0.53，

表3-2　临床不可手术的早期NSCLC患者行SBRT的单臂前瞻性研究结果

第一作者（发表年份）	样本量	患者分期	处方剂量	主要结果	严重不良反应
Timmerman（2006）[21]	70	T1-2N0M0 （T2 ≤ 7 cm）	T1：60 Gy/3f T2：66 Gy/3f 1~2周	2年LC率：95% 2年OS率：54.7% 中位OS：32.6个月	3~4级：8例 5级：6例（4例细菌性肺炎、1例因治疗后心包积液、1例咯血）
Baumann（2009）[18]	57	T1-2N0M0	67%PTV：45 Gy/3f	3年LC率：92% 3年PFS率：52% 3年OS率：60%	3~4级：16例（1例因2次SBRT出现4级呼吸困难） 5级：无
Fakiris（2009）[19]	70	T1-2N0M0 （T2 ≤ 7 cm）	60~66 Gy/3f	3年LC率：88.1% 3年OS率：42.7% 中位OS：32.4个月	3~4级：7例 5级：5例（3例肺炎、1例咯血、1例呼吸衰竭）
Bradley（2010）[22]	91	Ⅰ/Ⅱ期*	外周型：54 Gy/3f 中央型：45 Gy/5f	2年LC率：86%	NA
Timmerman（2010）[20]	55	T1-2N0M0	54 Gy/3f 1.5~2周	3年LC率：97.6% 3年PFS率：48.3% 3年OS率：55.8% 中位OS：48.1个月	3级：7例 4级：2例 5级：无
Nagata（2012）[23]	100	T1N0M0	48 Gy/4f 4~8天	3年PFS率：49.8% 3年LPFS率：52.8% 3年OS率：59.9%	3级：27例 4级：2例 5级：无
Taremi（2012）[24]	108	T1-2N0M0	外周型：48 Gy/4f 或54~60 Gy/3f 中央型：50~60 Gy/8~10f	4年LC率：89% 4年肿瘤相关OS率：77%	3级：4例早期、6例晚期 4~5级：无
Lindberg（2015）[25]	57	T1-2N0M0	67%PTV：45 Gy/3f	5年LC率：79% 5年OS率：30% 5年肿瘤相关OS率：74%	3~4级：17例 5级：无

RR，总反应率；LC，局部控制；OS，总生存；PFS，无进展生存；LPFS，局部无进展生存；NA，未知；*另有6例T1N0M1。

95% CI：0.30~0.94，P=0.027）。全组无治疗相关死亡事件发生，仅1例SBRT组患者出现4级呼吸困难，两组3级不良反应分别为7例和2例，无显著差异[29]。综上，SBRT是临床不可手术或拒绝手术的早期NSCLC患者的首选治疗手段。

前述研究均选择了临床不可手术的人群，那么对于可手术的患者，SBRT是否可以取得与手术相当的疗效呢？在不加选择的人群中，Onishi等回顾了来自日本20个中心共2 226例Ⅰ期（ⅠA期1601例，ⅠB期625例）NSCLC患者行SBRT的治疗数据。共1 658例患者有明确病理诊断，全组放疗总剂量（大部分为等中心剂量）为32~70 Gy/3~12f，中位BED为107（58~150）Gy。中位随访32个月，全组3年OS率及3年肿瘤相关OS率分别为72%和85%；T1、T2肿瘤3年局部无进展生存（local progression-free survival，LPFS）率分别为87%和72%[30]。Shirvani等一项基于美国国家癌症研究所的监测、流行病学和最终结果（Surveillance, Epidemiology, and End Results，SEER）数据库的关于Ⅰ期NSCLC患者接受根治性治疗的回顾性研究，比较了2003—2009年9 093例66岁以上（中位年龄75岁）的患者行肺叶切除术（7 215例，79.4%）、亚肺叶切除术（1 496例，16.5%）或SBRT（389例，4.2%）后的生存情况。未调整的治疗后90天病死率在肺叶切除组和亚肺叶切除组之间无显著差异（4.0% vs 3.7%，P=0.79），而SBRT组显著低于肺叶切除组（1.3%，P=0.008）；然而肺叶切除术

组未调整的3年病死率最低（25.0%），且显著低于亚肺叶切除组（35.3%，P<0.001）及SBRT组（45.1%，P<0.001）。比例风险回归分析显示SBRT组在确诊后6个月内的病死率低于肺叶切除组（HR 0.45，95% CI：0.27~0.75），但确诊6个月后的远期预后前者差于后者（HR 1.66，95% CI：1.39~1.99）。匹配分析提示SBRT组与肺叶切除组患者的OS相似（HR 1.01，95% CI：0.74~1.38）[31]。Crabtree等的一项回顾性研究分析了接受手术或SBRT的Ⅰ期NSCLC患者数据，462例接受手术的患者相比于76例行SBRT的患者，年龄更小、伴随疾病更少、肺功能更好（P<0.001）。研究对57例手术高风险患者与57例SBRT患者行匹配分析，在3年LPFS率（88% vs 90%）、3年PFS率（77% vs 86%）以及3年OS率（54% vs 38%）方面均未见明显差异[32]。上述大宗病例回顾性研究显示，SBRT可以达到较好的局部控制和生存，可以为手术高风险患者的一项替代治疗。

针对拒绝手术的患者，Onishi等回顾分析了在14个中心接受SBRT的87例Ⅰ期NSCLC患者。全组等中心总剂量为45~72.5 Gy/3~10f，中位BED为116（100~141）Gy。ⅠA期及ⅠB期患者5年LC率分别为92%和73%，5年OS率分别为72%和62%[33]。

JCOG 0403研究是评价T1N0M0可手术或不可手术的NSCLC患者行SBRT的前瞻性Ⅱ期临床研究。全组164例患者均有明确病理，SBRT等中心剂量48 Gy/4f。不可手术患

者的结果见表3-2；对于可手术的64例患者，3年OS率为76.5%，3年PFS率和LPFS率分别为54.5%和68.6%，3级不良反应仅为4例[34]。前瞻性RTOG 0618研究纳入中位年龄72.5（54~88）岁、无严重合并症且病理明确的周围型早期NSCLC的患者，全组患者第1秒用力呼气容积占预测值百分比的中位值为72.5%（38%~136%），肺一氧化碳弥散功能占预测值百分比的中位值为68%（22%~96%）。全组26例可评估人群在1.5~2周内接受54 Gy/3f的SBRT。随访期间仅1例出现原发肿瘤复发。全组4年LC率为96%，4年PFS率和OS率分别为57%和56%，中位OS为55.2个月。2例患者发生治疗相关的3级不良反应，未见更高级别不良反应[35]。但由于可手术患者拒绝参与等因素，严格设计的随机对照研究整体入组缓慢。因此Chang等合并分析了两项提前关闭的独立的前瞻性Ⅲ期随机对照研究的数据。研究纳入临床T1-2a（<4 cm）N0M0可手术的NSCLC患者，使其1：1随机接受SBRT或肺叶切除术+纵隔淋巴结清扫（或取样）。纳入分析的58例患者中，31例行SBRT，27例行手术治疗。结果首次得到SBRT组的3年OS率优于手术组，两组分别为95%和79%（HR 0.14，95% CI：0.017~1.190，$P=0.037$），但在3年PFS率仅得到延长的趋势，两组分别为86%和80%（HR 0.69，95% CI：0.21~2.29，$P=0.54$）。SBRT组中1例出现局部复发，4例区域淋巴结复发，1例远处转移；手术组中1例出现区域淋巴结复发，

2例远处转移。在小样本量且随访时间较短的的情况下，这一研究得到了SBRT近期疗效不劣于手术的结果[36]。

因此，上述多项Ⅱ期研究以及对Ⅲ期研究数据的提取分析结果提示我们，SBRT可以达到与手术相似的近期疗效，但缺乏大样本前瞻性Ⅲ期随机对照研究结果进一步证实。综上所述，对于临床不可手术或拒绝手术的早期NSCLC患者，SBRT是首选治疗手段。

美国印第安纳大学（Indiana University，IU）的研究首先提出肿物的位置对SBRT不良反应发生率有影响，研究指出相比外周处的肿物，位于中央肺门周围的肿物接受放疗更易发生严重不良反应[21]。因此，该研究将支气管树近2 cm内的肿物描述为"中央型"，其余非中央的肿物均为"外周型"。早期的研究认为SBRT应用于远离胸壁的外周型肺癌更合适，然而近期的研究对中央型肺癌应用中等剂量分割模式的SBRT，也获得了安全有效的结果[37-38]。可见中央型肺癌并非SBRT的绝对禁忌。国际肺癌研究学会（International Association for the Study of Lung Cancer，IASLC）整理了近年来的相关研究，给出了"中央型肿物"的完整定义：所有纵隔重要结构周围各方向2 cm范围内的肿物，其中重要结构包括支气管树、食管、心脏、臂丛、大血管、脊髓、膈神经和喉返神经等[38]。根据这一定义可更严谨地分析和控制纵隔重要结构的不良反应。

目前，关于SBRT的最佳处方剂量，尚未形成统一意见，

需进一步研究。总的来说，使处方剂量的BED≥100 Gy，可以得到更好的局部控制和生存[30,39]。根据已经发表的指南及研究方案，常用的分割次数为1、3、4、5及8~10次[10,18-19,37-49]。现阶段，推荐按照已发表的临床研究中关于处方剂量、分割次数和危及器官限量等的方案进行治疗。当中央型肿物靠近气管树或食管时，放疗方案的设计须格外留意危及器官限量。

综上所述，对于临床不可手术或拒绝手术的早期NSCLC患者，首选SBRT，相比较于常规分割放疗可以获得更好的肿瘤局部控制和总生存。

2 早期NSCLC患者是否需要术后放疗

肺叶切除术及纵隔淋巴结清扫（或活检）术是早期NSCLC患者的标准治疗。但Ⅱ期肺癌患者的5年OS率为53%~60%[9]，术后失败的主要原因是局部复发和／或远处转移，这就需要综合局部治疗手段以期改善疗效。术后放疗（postoperative radiation therapy，PORT）的目的即降低局部复发率进而改善患者总生存。然而多项Meta分析显示，如果不加选择地进行PORT，患者最终不能得到生存获益。1998年发表于《柳叶刀》（英文全称，*The Lancet*）的一项Meta分析纳入了2 128例NSCLC术后患者（PORT组1 056例，单纯手术组1 072例）。入组患者来自于1965—

1995年全球9项随机分组的研究，中位随访时间3.9年。结果显示，与单纯手术相比，PORT显著增加了21%的死亡风险（HR 1.21，95% CI：1.08~1.34，*P*=0.001）；2年无复发生存率亦低于单纯手术组（46% *vs* 50%，*P*=0.018）。亚组分析显示，这一差异主要表现在Ⅰ~Ⅱ期（*P*=0.0005）、N0-1（*P*=0.016）患者，而在Ⅲ期N2的亚组中并未见明显差别[50]。Cochrane图书馆在2003年[51]、2005年[52]发布并于近期再次更新了[53]关于NSCLC患者行PORT的Meta分析结果（表3-3）。分析纳入的数据均来自随机对照研究，患者均为完全切除肿瘤病灶，术后疾病分期不超过Ⅲ期。结果显示，PORT对Ⅰ~Ⅱ期、N0-1患者的生存有不利影响。但其中纳入的研究最早可上溯至1965年，其使用的放疗技术较落后。更大规模人群的分析来自一项基于美国SEER数据库的研究，研究纳入的7 465例分期为Ⅱ~Ⅲ期的NSCLC患者均接受了肺叶切除术或全肺切除术，中位随访时间3.5年。分析结果显示，与未行PORT相比，PORT显著降低3年OS率（41% *vs* 47%，*P*<0.0001）；亚组分析显示，PORT显著降低N0（5年OS率分别为31% *vs* 41%，*P*<0.0001；HR 1.176，95% CI：1.005~1.376，*P*=0.0435）及N1（5年OS率分别为30% *vs* 34%，*P*=0.0006；HR 1.097，95% CI：1.015~1.186，*P*=0.0196）患者的总生存[54]。Urban等针对术后不同病理N分期NSCLC患者的研究也显示，6 551例pN1的患者行PORT并无生存方面的获益（HR 1.06，95% CI：

表3-3　Cochrane关于NSCLC患者行PORT的Meta分析结果

发表年份	纳入的随机对照研究个数	样本量	分期	中位随访/年	主要结果
2003[51]	9	2 128	Ⅰ~ⅢA期	3.90	术后放疗增加死亡风险（HR 1.21）；2年OS率由55%降至48%（主要表现在Ⅰ~Ⅱ期、N0-1的亚组）
2005[52]	10	2 232	Ⅰ~ⅢA期	4.25	术后放疗增加死亡风险（HR 1.18）；2年OS率由58%降至52%（主要表现在Ⅰ~Ⅱ期、N0-1的亚组）
2016[53]	11	2343	Ⅰ~ⅢA期	NA	术后放疗增加死亡风险（HR 1.18）；2年OS率由58%降至53%（亚组未见显著差异）

NA，未知。

0.97~1.15，P=0.2）[55]。而在现代放疗技术手段下，Wang等一项针对Ⅱ~Ⅲ期（N0-1）、切缘阴性NSCLC患者的回顾性研究仍得到类似结果。研究纳入的2 167例未行PORT以及30 269例行PORT的患者均为2003—2011年接受治疗。放疗技术包括非适形外照射、三维适形放疗（3-dimensional conformal radiation，3D-CRT）以及调强放疗（intensity-modulated radiation therapy，IMRT）。全组接受PORT（剂量区间45~74 Gy）的比例从8.9%（2003—2006年）降至4.1%（2010—2011年）。接受PORT的患者死亡风险比未行PORT的患者更高（HR 1.30，95% CI：1.20~1.40），范围缩小至3D-CRT和IMRT亚组仍是类似的结果（HR 1.35，

95% CI：1.10~1.65）[56]。

综上所述，Ⅰ~Ⅱ期、N0-1的NSCLC患者行PORT对总生存有不利影响，在根治性切除术后不建议行PORT；但在手术镜下切缘阳性（R1）或大体肿瘤残留（R2）的情况下，不能进行再次手术或再次手术仍不能达到完全切除（R0）时，须行PORT[57]，甚至对于部分Ⅱ期患者行同步或序贯放化疗[58]。

3　局部晚期非小细胞肺癌的综合治疗

局部晚期非小细胞肺癌（locally advanced non-small cell lung cancer，LANSCLC）是指肿瘤侵犯肺尖部或纵隔重要结

构，或已伴有纵隔淋巴结（N2）或锁骨上淋巴结（N3）转移，且完善影像学或病理学检查未发现有远处转移的NSCLC。按照AJCC第7版肺癌分期标准，LANSCLC包括ⅢA和ⅢB期NSCLC；而按照AJCC第8版肺癌分期标准，LANSCLC则包括淋巴结阳性的Ⅱ~Ⅲ期NSCLC[9]。据统计，LANSCLC约占NSCLC的30%[59]。然而既往LANSCLC的治疗效果并不理想，ⅢA期患者的5年OS率为15%~36%，而ⅢB期仅为19%[9,60]。根据美国国立综合癌症网络（National Comprehensive Cancer Network，NCCN）指南推荐，手术切除及纵隔淋巴结清扫（或活检）术是可手术的T1-4N0-1（包括同一肺叶内或同侧不同肺叶内多发结节的T3、T4）患者的首选治疗；肺上沟瘤患者的治疗在第4节单独讨论；而对于不能手术的LANSCLC患者，首选根治性同步放疗。疗前分期的准确性，尤其是纵隔淋巴结转移情况，对于治疗选择及整体预后有很大的影响。淋巴结评估的检查包括超声支气管镜、纵隔镜、超声引导下穿刺等。PET/CT可以发现亚临床微转移病灶，提高淋巴结分期的准确性，故对于淋巴结分期不明确的患者，推荐进一步完善PET/CT。

3.1　可手术的LANSCLC患者的术后放疗

对于可手术的LANSCLC患者，单纯手术治疗预后不佳，30%~70%的单纯手术治疗的患者会出现复发或死亡[61]。术后行辅助化疗可以改善这部分患者整体预后。由NSCLC Meta分析协作组于2010年在Lancet上发表的一篇Meta分析，纳入了关于辅助化疗的34项随机对照研究、共8 447例患者的个体数据。分析结果显示，辅助化疗可改善Ⅰ~Ⅲ期NSCLC患者的生存（HR 0.86，95% CI：0.81~0.92，P<0.0001），5年OS率提高了4%（95% CI：3%~6%），即从60%提高至64%；其中对于Ⅲ期NSCLC患者，可将其5年OS率从30%提高至35%[62]。Arriagada等同年发表的另一项前瞻性随机对照研究亦得到了相似的结论：NSCLC患者行辅助化疗相比单纯手术可得到生存获益（54个月 vs 45个月，P=0.10），并且在5年内显著降低死亡风险（HR 0.85，95% CI：0.75~0.95，P=0.006）；5年无疾病生存率（disease-free survival，DFS）可提高4.3%（P=0.02）[63]。由于辅助化疗在疾病控制和整体预后方面显示出了较好的结果，因此推荐对于可手术的LANSCLC患者，标准治疗方式为手术切除联合辅助化疗。

为了进一步提高局部控制和总生存，PORT逐渐被应用于LANSCLC的术后治疗中。近年来的研究分析表明，对于可手术的LANSCLC患者，PORT仅适用于pN2或切缘阳性（R1或R2）的情况。ANITA研究是一项关于ⅠB~ⅢA期NSCLC患者R0切除术后行辅助化疗的随机对照研究。对研究数据的亚组分析显示，对于pN1的患者，辅助化疗后接受PORT的中位OS为46.6个月，5年OS率为40%，远低于单纯辅助化疗组的93.6个月和56.3%；而对于pN2的患者，辅助化疗后接受PORT的中位OS为47.4个月，5年生存率为47.4%，远高于单纯辅助化疗组的23.8个月和34%。该研究结果提示辅助化疗加PORT不适用于pN1患者，而适用于pN2患者[64]。Robinson等的一项回顾性研究也证实了对于pN2的NSCLC患者，PORT可提高患者整体疗效。这项研究共回顾了4 483例R0切除术后病理证实pN2且完成辅助化疗的NSCLC患者，根据是否接受过PORT将其分为PORT组和非PORT组。分析结果显示，PORT组的中位OS和5年OS率分别为45.2个月和39.3%，显著高于非PORT组的40.7个月

和34.8%（P=0.014）[65]。由此可见，PORT在辅助化疗的基础上进一步提高了R0切除术后pN2患者的总生存。更多的PORT相关研究的主要结果见表3-4。

为了对比可手术的LANSCLC患者术后序贯放化疗与同步放化疗之间的疗效，Francis等在2018年发表了一项回顾性研究的结果。这项研究首先从美国国家癌症数据库（National Cancer Database，NCDB）中筛选出术后病理分期为pT1-3、术后接受辅助放化疗（包括同步放化疗和先化疗再放疗亦即序贯放化疗）的NSCLC患者，然后将患者分为2组，第1组为R0切除术后病理证实为pN2的患者，第2组

表3-4　可手术的LANSCLC患者行PORT大宗病例研究的主要结果

第一作者（发表年份）	研究设计	样本量	分期	治疗	5年OS率
Lally（2006）[54]	回顾性	7465	Ⅱ～Ⅲ期（肺叶或全肺切除术后）	PORT vs 术后观察	N0: 31% vs 41%（P<0.0001） N1: 30% vs 34%（P=0.0006） N2: 27% vs 20%（P=0.0036）
Corso（2015）[66]	回顾性	30552	Ⅱ～ⅢA期（肺叶或全肺切除术后）	PORT vs 术后观察	N0: 37.7% vs 48.0%（P<0.001） N1: 34.8% vs 39.4%（P<0.001） N2: 34.1% vs 27.8%（P<0.001）
Robinson（2015）[65]	回顾性	4483	pN2（R0切除）	术后化疗+PORT vs 术后化疗	39.3% vs 34.8%（P=0.014）
Mikell（2015）[67]	回顾性	2115	pN2（R0切除）	术后化疗+PORT vs 术后化疗	39.8% vs 34.7%（P=0.048）

OS，总生存；PORT，术后放疗。

为R1或R2切除术后病理证实为pN0-2（并且除外pT1N0）的患者。最终共纳入1 024例患者，其中第1组共747例，第2组共277例。研究结果表明，第1组中术后序贯放化疗患者的中位OS为58.8个月，术后同步放化疗患者的中位OS为40.4个月，两者具有显著差异（P<0.001）；第2组中术后序贯放化疗患者的中位OS为42.6个月，而术后同步放化疗患者的中位OS为38.5个月，两者无显著差异（P=0.42）[68]。从而说明对于R0切除术后pN2的LANSCLC患者，术后序贯放化疗较术后同步放化疗具有更好的疗效，可显著延长患者中位OS。因此对于R0切除术后pN2（包括Ⅰ～Ⅱ期术后升期）的LANSCLC患者，术后应行序贯化疗及放疗，放疗应在化疗完成之后。

对于R1或R2切除的LANSCLC患者，由于术后仍有残存的肿瘤，因此预后较差。Hancock等对NCDB在2003—2006年3 102例切缘阳性的NSCLC患者数据进行分析，结果显示，与R0切除的患者相比，R1切除的患者预后更差，Ⅲ期患者的5年OS率分别仅为33%和19%（P<0.0001）[69]。因此对于切缘阳性（R1或R2切除）的LANSCLC患者，应建议行放化综合治疗，尤其是同步放化疗。

3.2 不能手术的LANSCLC患者的放化疗

不能手术包括不可手术切除（如T3-4侵犯重要结构或N2-3）或因基础疾病、患者意愿等原因而无法手术的情况。根治性同步放化疗是不能手术的Ⅱ期（淋巴结阳性）及Ⅲ期NSCLC患者的标准治疗方式。一般状态较差或无法耐受同步放化疗的患者可以选择序贯放化疗或单纯放疗。放疗为不可切除的肿瘤提供局部治疗，而化疗不但可以减少或防止肿瘤微转移扩散，还可以作为放疗的增敏剂提高放疗疗效。关于放疗及化疗的先后顺序问题，近些年开展了很多相关研究。

O'Rourke等进行的一项针对Ⅰ～Ⅲ期NSCLC患者的Meta分析共纳入了19项比较同步放化疗与单纯放疗的随机研究和6项比较同步与序贯放化疗的随机研究。研究结果显示，与单纯放疗相比同步放化疗将死亡风险降低30.0%，与序贯放化疗相比同步放化疗将2年OS率绝对值提高10.0%；虽然急性食管炎的发生率增加，但是晚期食管炎发生率无明显差别[70]。因此说明了同步放化疗优于序贯放化疗或单纯放疗。

Auperin等于同年发表的一项个体数据的Meta分析对来自6个随机对照研究的共1 205例患者数据进行了重新整理与分析。结果表明，与序贯放化疗相比，同步放化疗可将患者的5年OS率从10.6%提高至15.1%（HR 0.84），5年局部疾病进展率从35%降至28.9%，但却不能降低远处疾病进展率（HR 1.04）。此外，同步放化疗发生3级及以上放射性食管炎的比例较高，可高达18%，但不良反应的高发生率在临床上是可以接受并进行预防及治疗的[71]。

RTOG 9410研究共随机纳入了610例不可手术切除的Ⅱ～Ⅲ期NSCLC患者，将其分为3组。①序贯放化疗组：化疗方案为顺铂100 mg/m²，第1、29天，联合长春花碱5 mg/m²每周1次，连用5周；放疗在第50天开始，采用常规分割方案，总剂量63 Gy。②标准同步放化疗组：化疗方案同前；放疗于化疗第1天同步开始，采用常规分割方案，总剂量63 Gy。③超分割同步放化疗组：化疗方案为顺铂50 mg/m²，第1、8、29、36天，联合依托泊苷50 mg/d，每周第1、2、5、6天，连用10周；放疗于化疗第1天同步开始，采用超分割方案，总剂量69.6 Gy，1.2 Gy/次，每日2次。研究结果显示，标准同步放化疗组的中位OS为17个月，5年OS率为16%，显著优于序贯放化疗组的14.6个月和10%以及超分割同步放化疗组的15.6个月和13%（P=0.04），从而奠定了同步放化疗作为此类患者根治性治疗的基础[72]。

由于多数LANSCLC患者可能已存在远处转移的亚临床病灶，为了提高这些亚临床病灶治疗的有效性，部分学者建议在同步放化疗之前或之后应用诱导化疗或巩固性化疗。诱导化疗方面，Vokes等开展的CALGB 39801研究共纳入了184例不可手术的Ⅲ期NSCLC患者，随机分为仅同步放化疗组（A组）和诱导化疗后同步放化疗组（B组）。两组的同步放化疗方案中，化疗采用紫杉醇（50 mg/m²）联合卡铂（AUC=2），放疗期间每周第1天给药，胸部放疗剂量为66 Gy/33f。B组的诱导化疗采用紫杉醇（200 mg/m²）+卡铂（AUC=6），第1天，每3周1个周期。研究结果显示：B组患者的中位OS和2年OS率分别为14个月和31%，而在A组分别为12个月和29%，两组之间无显著差异。不良反应方面，B组在诱导化疗期间出现3、4级中性粒细胞减低的患者比例为18%和20%，而在同步放化疗期间A组和B组出现3~4级放射性食管损伤和呼吸困难的患者比例差异无统计学意义。从而表明同步放化疗前给予2周期诱导化疗加重了治疗不良反应，而并未进一步提高疗效[73]。因此不建议在同步放化疗前加用诱导化疗。

巩固化疗方面，近些年也开展了很多相关研究。SWOG 9504研究共纳入了ⅢB期NSCLC患者83例，患者首先接受同步放化疗，胸部放疗总剂量为61 Gy，化疗方案为依托泊苷（50 mg/m²，第1~5天、第29~33天）联合顺铂（50 mg/m²，第1、8、29、36天）；4~6周后接受每3周1个周期的多西他赛巩固化疗共3周期（其中第1周期多西他赛剂量为75 mg/m²，第1天；第2、3周期剂量递增至100 mg/m²，第1天）。研究结果显示，患者中位OS为26个月，3年OS率为38%，显著高于所有历史对照组，提示同步放化疗后应用多西他赛巩固化疗可能给ⅢB期NSCLC患者带来获益[74]。

然而Hanna等开展的相关临床研究则不支持同步放化疗后给予多西他赛巩固化疗。该研究的同步化疗方案与SWOG 9504研究相同，同步放疗总剂量为59.4 Gy，1.8 Gy/次，对于同步放化疗后无进展的患者将其随机分为多西他赛巩固治疗组和观察组，巩固治疗方案为多西他赛75 mg/m²，第1天，每3周1个周期，共3周期。结果显示，巩固治疗组的中位OS为21.2个月，3年OS率为27.1%。而观察组的中位OS和3年OS率分别为23.2个月和26.1%，两组之间无显著差异[75]。2015年发表的一项我国与韩国共同参与的多中心Ⅲ期随机对照研究结果亦不支持巩固化疗。该研究纳入不可手术切除的Ⅲ期NSCLC患者（最终420例可分析，其中80%为ⅢB期），将患者随机分为观察组（只做同步放疗）和巩固化疗组（同步放化疗后行巩固化疗），其中胸部同步放疗总剂量为66 Gy/33f，同步化疗方案为多西他赛（20 mg/m²，第1天）联合顺铂（20 mg/m²，第1天），每1周1个周期，共6周。巩固化疗方案为多西他赛联合顺铂，均为35 mg/m²，第1、8天，每3周1个周期，共3周期。研究结果显示，观察组与巩固化疗组的中位PFS分别为8.1个月和9.1个月（P=0.36），中位OS分别为20.6个月和21.8个月（P=0.44），总反应率（overall response rate，ORR）分别为38.4%和43.1%（P=0.33），两组之间均无显著差异。故认为对于这类患者仅行同步放化疗仍为标准治疗方式[76]。

因此，目前的临床研究只证实了不能手术的LANSCLC患者行同步放化疗的有效性，而对于同步放化疗之前的诱导化疗及之后的巩固化疗目前无更多证据支持。

随着手术技术的发展，一些学者提出通过术前放化疗改善部分不可手术的LANSCLC患者的瘤负荷情况，从而将其转变为可手术患者，进一步改善其整体预后。这些研究的对象主要集中在N2期LANSCLC患者。Higgins等回顾分析了101例病理证实的Ⅲ期（N2）NSCLC患者的资料，根据其术前治疗模式分为放化疗组和化疗组。结果显示，在术前治疗后完成了纵隔淋巴结重新评估的88例患者中，放化疗组的纵隔病理完全缓解（pathologic complete response，pCR）率为65%，显著高于化疗组的35%（P=0.01），但是两组之间的OS、DFS和LC无显著差异，提示术前放化疗具有较高的pCR率，但对总生存无显著提高[77]。Thomas等进行的前瞻性随机对照研究也得到了类似的结论。研究在1995—2003年共纳入了524例符合条件的ⅢA~ⅢB期NSCLC患者，将其随机分为实验组，即3周期依托泊苷/顺铂（etoposide/cisplatin，EP）方案化疗+同步放化疗+手术；和对照组，即3周期EP方案化疗+手术+术后放疗。研究结果显示，实验组的纵隔降期率（46% vs 29%，P=0.02）和病理反应率（60% vs 20%，P<0.0001）均显著高于对照组，但两组之间的1年、3年、5年PFS率和OS率均无显著

差异。亚组分析显示，接受全肺切除术的患者中，实验组和对照组的治疗相关死亡率分别为14%和6%，但两组之间无统计学差异[78]。这项研究结果说明，对于可手术的Ⅲ期NSCLC患者，手术前在化疗的基础上增加同步放化疗可以提高纵隔降期率和病理反应率，但对总生存无影响。需要注意的是，行术前放化疗后应避免行全肺切除术，以减少治疗相关死亡事件的发生。关于术前放化疗的更多研究结果详见表3-5。综合目前的研究结果，术前放化疗可用于LANSCLC具有较小N2淋巴结且拟行肺叶切除术的患者。

3.3 肺癌淋巴引流及术后复发规律

肺癌淋巴结的分区，详见第一章"肺癌淋巴结分区的定义"相关内容。NSCLC的淋巴引流和转移规律根据原发灶所处肺叶不同而有所区别，这对于放疗靶区照射范围具有指导意义，国内外学者对此进行了大量相关研究。

早在1998年Okada等就分析了956例行系统性淋巴结清扫的早期原发性肺癌患者数据，总结出了早期肺癌淋巴转移规律。研究结果表明：左肺上叶病变易出现5、6、4L组淋巴结转移，左肺下叶病变则易出现7、8、9组淋巴结转移；右肺上叶病变易出现2R、4R组淋巴结转移，右肺中叶病变易出现2R、4R、7组淋巴结转移，右肺下叶病变则易出现7、8、9组淋巴结转移，并将以上范围定义为肺叶

特异性淋巴引流区[83]。

Asamura等则在1999年报道了N2阳性NSCLC患者的淋巴结转移规律。该研究共纳入了166例伴有N2淋巴结转移的患者，所有患者均接受了相应的手术切除及淋巴结清扫，通过回顾患者的手术及术后病理资料得到了不同肺叶原发NSCLC的纵隔淋巴结转移规律：左肺上叶病变转移性N2淋巴结主要位于5、6组；左肺下叶病变则主要转移至7、8、9组；右肺上叶病变主要转移至2R、4R组；右肺中叶病变主要转移至7组，另外在上下纵隔也有少数阳性淋巴结转移；右肺下叶病变则主要转移至7、8、9组[84]。

之后，Kotoulas等也进行了相关的大样本量回顾性研究。研究共纳入557例术前诊断为淋巴结阴性的NSCLC患者，患者均行手术及系统性纵隔淋巴结清扫术。研究结果显示：左肺上叶癌主要转移至5、10L组和同侧肺内淋巴结（11~14组）；左肺下叶癌主要转移至7、8、9组和同侧10~14组淋巴结；右肺上叶癌主要转移至4R组和同侧10~14组淋巴结；右肺中叶癌主要转移至4R、7组和同侧10~14组淋巴结；右肺下叶癌主要转移至7组和同侧10~14组淋巴结[85]。

我国研究者谢远财等报道了对于直径≤3 cm的周围型NSCLC患者的淋巴结转移规律。研究结果显示：上肺叶的肺癌主要转移至上纵隔（100%）淋巴结，下肺叶的肺癌则主要转移至7组（64.3%）和上纵隔（35.7%）淋巴结。其中左肺的转移淋巴结主要分布在5、6、7组和同侧10~14组淋

表3-5 潜在可手术的LANSCLC患者行术前放化疗的前瞻性研究

第一作者（发表年份）/研究设计	样本量	分期	治疗分组/例数	化疗方案	放疗方案	OS	PFS
Thomas（2008）[78]/Ⅲ期RCT	524	ⅢA/B（N2-3）	诱导化疗+诱导放化疗+手术/264例；诱导化疗+手术/260例	诱导化疗：顺铂/依托泊苷；同步化疗：卡铂/长春瑞滨	总剂量45 Gy，1.5 Gy/次，每日2次	中位OS：15.7个月 vs 17.6个月，5年OS率：21% vs 18%（P=0.97）	中位PFS：9.5个月 vs 10个月，5年PFS率：16% vs 14%（P=0.87）
Albain（2009）[79]/Ⅲ期RCT	396	ⅢA（N2）	诱导放化疗+手术/202例；根治性同步放化疗/194例	顺铂/依托泊苷	术前放疗总剂量45 Gy；根治性放疗总剂量完成61 Gy	中位OS：23.6个月 vs 22.2个月（P=0.24），5年OS率：27.2% vs 20.3%（P=0.10）	中位PFS：12.8个月 vs 10.5个月（P=0.017），5年PFS率：22.4% vs 11.1%
Suntharalingam（2012）[80]/Ⅱ期单臂	57	ⅢA/B（N2-3）	诱导放化疗+手术	卡铂/紫杉醇	大体肿瘤及淋巴引流区予50.4Gy，之后大体肿瘤补量10.8 Gy，均为1.8 Gy/次	中位OS：26.6个月，2年OS率：54%	中位PFS：12.9个月，2年PFS率：33%
Pless（2015）[81]/RCT	232	ⅢA（N2）	诱导放化疗+手术/117例；诱导化疗+手术/115例	顺铂/多西他赛	总剂量44 Gy，2 Gy/次	中位OS：37.1个月 vs 26.2个月	中位PFS：12.8个月 vs 11.6个月（P=0.67）
Eberhardt（2015）[82]/Ⅲ期RCT	246（161例进行随机）	ⅢA/B（N2-3）	诱导化疗+诱导放化疗+根治性放疗推量/80例；诱导化疗+诱导放化疗+手术/81例	诱导化疗：顺铂/紫杉醇；诱导放化疗：顺铂/长春瑞滨	总剂量45 Gy，1.5 Gy/次，每日2次；对于根治性放疗，总剂量推量至65~71 Gy	5年OS率：40% vs 44%（P=0.34）	5年PFS率：35% vs 32%（P=0.75）

RCT，随机对照研究；OS，总生存；PFS，无进展生存。

表3-6　NSCLC原发部位与淋巴结转移关系的相关研究

第一作者（发表年份）	研究方式	样本量	分期	不同原发部位易出现转移的淋巴引流区（发生率）				
				右肺上叶	右肺中叶	右肺下叶	左肺上叶	左肺下叶
Naruke（1999）[87]	回顾性分析	1815	N2阳性	3组（12.3%）、4组（8%）	3、7组（16.4%）	7组（13.7%）	5组（12.3%）、6组（6.7%）	7组（11.9%）
Ichinose（2001）[88]	回顾性分析	402	ⅢA（N2）	单站N2转移者：3组（54%）多站N2转移者：1组（54%）、3组（89%）、4组（64%）	单站N2转移者：7组（62%）多站N2转移者：3组（68%）、7组（86%）		单站N2转移者：5组（61%）多站N2转移者：4组（51%）、5组（78%）、6组（51%）	单站N2转移：7组（57%）多站N2转移：5组（59%）、7组（72%）
Cerfolio（2006）[89]	回顾性分析	232	N2阳性	2R组（17%）、4R组（23%）	4R组（8%）、7组（6%）	4R组（15%）、7组（14%）	5组（14%）、6组（16%）	6组（7%）、7组（8%）

巴结，而右肺的转移淋巴结则主要分布在3、4、7组和同侧10~14组淋巴结[86]。除此之外，还有很多相关研究报道了类似的NSCLC原发部位与淋巴结转移的关系（表3-6）。

关于NSCLC患者术后复发规律的研究可指导术后放疗范围。Kelsey等回顾了61例术后切缘阴性、无术前或术后放疗且首次复发部位包括手术局部的NSCLC患者数据。结果显示，最常见的失败部位为支气管残端（44%）；pN1-2的患者出现纵隔区域复发的概率与pN0患者相近

（64% vs 72%，P=0.72）。肿瘤位于左肺上叶者常见复发部位为支气管残端（9/20）、同侧肺门（8/20）及5组（8/20）；左肺下叶7例患者中4例均出现7组淋巴结复发；左肺癌更易出现对侧气管旁淋巴结复发；右肺上叶常见复发位置为4R组淋巴结（13/26）及支气管残端（12/26）；右肺中叶2例患者分别出现了支气管残端单独复发及多处淋巴结复发（7、4R、2R组及同侧锁骨上窝）；右肺下叶常见复发位置为同侧肺门（3/6）和4R组（3/6）[90]。

3.4 放疗剂量的选择

放疗对于LANSCLC患者是非常重要的治疗方式，其中放疗剂量是影响疗效的关键因素之一，近些年开展了很多探讨放疗剂量的研究。根治性放疗剂量方面，RTOG 0617多中心Ⅲ期随机对照研究比较了LANSCLC同步放化疗标准剂量组（60 Gy）与高剂量组（74 Gy）的疗效。该研究的同步化疗方案为紫杉醇（45 mg/m^2，第1天）联合卡铂（AUC=2，第1天），每1周1个周期，放疗采用调强放疗或三维适形放疗。最终，标准剂量组共纳入313例（其中147例联合西妥昔单抗治疗），高剂量组共纳入231例（其中110例联合西妥昔单抗治疗），中位随访时间为22.9个月。研究结果显示，标准剂量和高剂量放疗组的中位OS分别为28.7个月和20.3个月（$P<0.01$）。该研究认为同步化疗时提高放疗剂量，因其治疗相关死亡率较高而于患者的预后无益[91]。Brower等对NCBD在2004—2012年的33 566例Ⅲ A期和Ⅲ B期NSCLC患者的治疗数据进行回顾性分析时发现，在一定范围内，放疗剂量的增加可延长患者的中位OS。放疗剂量为59.4~60 Gy组（$n=6\,987$）、66 Gy组（$n=4\,542$）、70 Gy组（$n=4\,093$）和≥71 Gy组（$n=1\,851$）的中位OS，分别为18.8个月、21.1个月、22.0个月和21.0个月。其中，66 Gy组、70 Gy组和≥71 Gy组三者间无显著差异，而这三组与59.4~60 Gy组的患者预后差异具有统计学意义（P值分别

为：0.0058、<0.0001以及0.0030）。此外，放疗剂量≥71 Gy患者的生存获益未能继续增加。这项研究表明，接受60 Gy以上剂量的放疗可改善LANSCLC的预后，但是≥71 Gy放疗的生存结果与66~70 Gy并无明显差异[92]。考虑增加放疗剂量可能影响患者的生活质量，甚至可能增加治疗相关死亡率，故目前推荐的LANSCLC根治性放疗剂量为60~70 Gy。PLANET研究是一项关于LANSCLC患者行同步放化疗比较不同放疗剂量的Ⅱ期随机对照研究。研究于2011年开始，拟纳入126例Ⅲ A~Ⅲ B期NSCLC患者，将其随机分为A组和B组，其中A组放疗方案总剂量68 Gy、2 Gy/次、5次/周、约6.5周，B组放疗方案总剂量84 Gy、2 Gy/次、6次/周、约6.5周。两组均给予1周期诱导化疗及2周期同步化疗，化疗方案均为：顺铂75 mg/m^2，第1天，联合长春瑞滨25 mg/m^2，第1、8天，每21天1个周期。该研究在2018年世界肺癌大会上公布的初步研究结果显示，A组和B组的中位PFS分别为28个月和11个月，中位OS分别为45个月和17个月。不良反应方面，B组3度及以上放射性食管炎的发生率为22%，食管穿孔的发生率为17%，5度放射性肺炎的发生率为11%，均高于A组，表明放疗剂量提高至84 Gy并没有改善患者预后，并且不良反应显著增加[93]。因此目前NCCN指南推荐的LANSCLC根治性放疗剂量为60~70 Gy。

术前放疗剂量方面，Sher等的一项大型回顾性研究

共纳入了1 041例术前放化疗后行手术切除治疗的ⅢA期NSCLC患者，按照术前放疗剂量将其分为3组：36~45 Gy组（即低剂量组，233例）、45~54 Gy组（即标准剂量组，584例）和54~74 Gy组（即高剂量组，230例）。研究结果显示，全组患者的中位OS、3年OS率和5年OS率分别为34.9个月、48%和37%。单因素分析显示，标准剂量组患者的中位OS为38.3个月，显著优于低剂量组和高剂量组（31.8个月和29.0个月，$P=0.0089$），且在多因素分析中进一步得到证实[94]。因此，对于可手术切除的ⅢA期NSCLC患者，其术前放疗剂量推荐为50~54 Gy。

而对于术后放疗，根据研究结果显示，目前推荐的标准术后放疗剂量为50~54 Gy，1.8~2.0 Gy/次[54,66,95]。对于高危区域，如淋巴结包膜外侵或切缘阳性的区域，建议局部补量。

3.5 同步化疗方案的选择

LANSCLC患者行同步放化疗，最佳的同步化疗方案在国际上尚未有定论。临床常用的同步化疗方案多为基于顺铂或卡铂，目前常用的2种方案分别为：EP、紫杉醇联合卡铂方案（paclitaxel/carboplatin，PC）。其中EP方案应用较早，欧洲较为常用；而PC方案在美国较为常用，但因同步放化疗时不良反应较大而需要减量应用。

2007年Ardizzoni等发表了一项对比基于顺铂或卡铂的方案作为同步化疗方案治疗进展期NSCLC（ⅢB~Ⅳ期）患者疗效的Meta分析研究。该研究共纳入了9项Ⅱ~Ⅲ期临床研究，涵盖了2 968例患者，中位随访时间为1 021天。分析结果显示，顺铂组患者的疾病客观缓解率为30%，卡铂组为24%，两者具有统计学差异（OR=1.37；$P<0.001$）。多因素分析显示，在非鳞NSCLC患者及使用三代化疗药物治疗的患者中，基于卡铂的化疗方案较基于顺铂的化疗方案具有更高的病死率（分别为HR=1.12，95% CI：1.01~1.23和HR=1.11，95% CI：1.01~1.21）。不良反应方面，基于顺铂的化疗方案更常见严重恶心、呕吐和中性粒细胞减少，而基于卡铂的化疗方案更常见严重血小板减少。该研究结果表明，与卡铂相比，基于顺铂的同步化疗方案治疗效果更佳[96]。

Liew等的回顾性研究结果表明，同步PC方案与同步EP方案对于LANSCLC患者来说具有近似的疗效。该研究共纳入了75例Ⅲ期NSCLC患者（PC组44例，EP组31例），其中PC组患者中位年龄较大（71岁 vs 63岁，$P=0.0006$），中位随访51.6个月。结果显示，PC组与EP组在PFS（12个月 vs 11.5个月，$P=0.700$）及OS（20.7个月 vs 13.7个月，$P=0.989$）方面均无显著差异；EP组3级及以上中性粒细胞减低（39% vs 14%，$P=0.024$）和血小板减低（10% vs 0%，

P=0.039）的发生率较PC组均显著升高。该研究结果提示PC方案具有与EP方案近似的疗效，但血液学毒性较EP方案显著减低，因此适用于同步放化疗，尤其是年龄较大患者的同步放化疗[97]。同时PC方案也可应用在术后或不能手术的NSCLC患者的序贯放化疗中[98]。

2017年我国王绿化教授团队发表了一项全国多中心的Ⅲ期随机对照研究，比较了EP方案和PC方案同步放疗在不可手术的Ⅲ期NSCLC患者中的治疗疗效。该研究共191例患者（EP组95例，PC组96例）均完成治疗，中位随访时间73个月。研究结果显示，EP组的3年OS率明显高于PC组（41.1% vs 26.0%，P=0.024）；EP组中位OS为23.3个月，比PC组延长2.6个月（HR=0.76，P=0.095）。不良反应方面，PC组2级及以上放射性肺炎的发生率要显著高于EP组（33.3% vs 18.9%，P=0.036），而EP组3级及以上放射性食管炎的发生率更高（20.0% vs 6.3%，P=0.009）。该研究明确了EP方案同步放化疗较PC方案疗效更好，且不良反应更小，并且EP方案药物价格较很多三代化疗药物更便宜，更适合我国国情及推广[99]。

培美曲塞是一种较新的多靶点化疗药物，常与顺铂联用作为非鳞NSCLC患者的一线、二线以及维持治疗药物[100-101]。多项Ⅱ期临床研究结果表明，培美曲塞与顺铂或卡铂联用较为安全，与放疗同步可使Ⅲ期NSCLC患者的中位OS达到18.7~34个月，并且食管和肺的不良反应发

生率不高于16%和23%[102-104]。为了与传统的EP同步方案比较，Senan等在2008年开展了一项名为PROCLAIM的Ⅲ期随机对照优效性研究，该研究由于中期分析时数据表现出的无效性而提前终止。共入组598例ⅢA~ⅢB期不可手术的非鳞NSCLC患者，最终治疗的555例患者中，283例接受胸部放疗（66 Gy/33f）同步培美曲塞+顺铂化疗并行4周期单药培美曲塞巩固化疗，对照组272例行胸部放疗同步EP方案化疗后行EP、长春瑞滨+顺铂或培美曲塞+卡铂方案2周期巩固化疗。结果发现，培美曲塞组和对照组在主要研究终点OS（中位OS：26.8个月 vs 25.0个月）、次要研究终点PFS（中位PFS：11.4个月 vs 9.8个月）以及ORR（35.9% vs 33.0%）等方面均无统计学差异。培美曲塞组所有的3~4级药物相关性不良反应发生率均显著低于EP方案组（64.0% vs 76.8%，P=0.001），包括中性粒细胞减低（24.4% vs 44.5%，P=0.001）[105]。该研究结果说明，对于不可切除的局部晚期非鳞NSCLC，培美曲塞联合顺铂同步放疗并未能超越传统EP方案，但由于其毒性低，因此也推荐用于非鳞NSCLC的同步化疗。

3.6 靶向治疗及免疫治疗的应用

随着分子生物技术的逐渐发展，越来越多的靶向药物被应用于晚期肺癌患者的一线治疗中。那么靶向治疗是否

也可改善LANSCLC患者的生存呢？近十年来的研究结果给了我们初步的答案。

在上文提到过的RTOG 0617研究的亚组分析显示，对于LANSCLC患者，同步放化疗同时应用西妥昔单抗治疗的患者中位生存期为25个月，而未应用西妥昔单抗治疗的患者中位生存期为24个月。毒性方面，应用西妥昔单抗治疗患者3级及以上不良反应的发生率为86%，而未应用的患者仅为70%（$P<0.0001$）。该研究说明，同步放化疗联合西妥昔单抗治疗并未提高患者的生存，反而增加了患者不良反应[91]。考虑到毒性反应较大，因此不建议LANSCLC患者在同步放化疗同时应用靶向治疗。

为此，有研究者尝试改变放化疗联合靶向治疗模式，选择放化疗后应用靶向药物维持治疗，以期获得好的生存结果。SWOG S0023研究是一项Ⅲ期多中心随机对照研究，试图了解LANSCLC同步放化疗后吉非替尼维持治疗的价值。入组的LANSCLC患者未行基因突变检测，全组患者首先接受同步放化疗，放疗总剂量为61 Gy，1.8~2.0 Gy/次，同步2周期EP方案化疗，具体为：依托泊苷50 mg/m²，第1~5天+顺铂50 mg/m²，第1~8天，每28天1个周期。同步放化疗结束后予多西他赛75 mg/m²，第1天，每3周1个周期，巩固化疗3周期。巩固化疗后全面评估无疾病进展的患者，随机分为吉非替尼维持治疗组（$n=118$）和安慰剂组（$n=125$）。结果显示，两组患者的中位OS分别为23个月和35个月（$P=0.013$），吉非替尼相关病死率分别为2%和0%[106]。研究结论表明，在未经选择的LANSCLC患者，同步放化疗后吉非替尼维持治疗并不能提高生存，且生存期的下降与肿瘤进展相关，与吉非替尼的毒性无关。但该研究未对入组患者进行基因选择，疗效上可能大打折扣；未来研究方向是根据已知突变结果选择相应的靶向治疗药物作为放疗后的巩固治疗。中国医学科学院肿瘤医院正在开展一项对具有EGFR基因突变的Ⅲ期NSCLC患者行同步放化疗后给予埃克替尼维持治疗的临床研究（NCT03396185），截至2019年7月该研究尚未得到初步结果。

而对于进行了基因突变状态筛选的Ⅲ期NSCLC患者，近些年国内外已开展了多项胸部放疗联合酪氨酸激酶抑制剂（tyrosine kinase inhibitor，TKI）治疗EGFR敏感突变的不可手术的LANSCLC的临床研究。WJOG6911L研究是日本2018年开展的一项前瞻性、多中心、单臂Ⅱ期随机对照研究。研究拟纳入27例不可手术的伴有EGFR 19或EGFR 21外显子突变的Ⅲ期NSCLC患者，予患者胸部放疗同步吉非替尼口服治疗。其中放疗方案为64 Gy/32f，2.0 Gy/次，每周5次，在放疗第1天同步口服吉非替尼250 mg/d，连续口服2年。主要研究终点为2年PFS，次要研究终点为ORR、PFS、OS和安全性[107]。至2019年7月，该研究仍正在进行中，期待未来研究结果的公布。Hotta等在2016年开展了一项名为LOGIK0902的Ⅱ期前瞻性单臂开放性研究，该研究拟纳入21例初治的伴有EGFR突变的LANSCLC患者，予吉非替尼250 mg/d诱导治疗8周，对未出现疾病进展的患者予标准同步放化疗，其中放疗方案为60 Gy/30f，化疗方案为多西他赛+顺铂（均为40 mg/m²，第1、8、29、36天）。研究的主要终点为2年OS，次要终点为中位OS、不良反应等[108]。截至2019年7月，该研究结果尚未公布，值得期待。

免疫治疗方面，2018年发表的PACIFIC研究是一项Ⅲ期随机双盲安慰剂对照的国际多中心临床研究，患者按2∶1随机分组至Durvalumab组与安慰剂组，旨在评估Durvalumab作为巩固维持治疗，用于接受了标准含铂方案同步放化疗后、未发生疾病进展的Ⅲ期不可手术NSCLC患者的疗效与安全性。最终Durvalumab组473例、安慰剂组236例患者，结果显示，Durvalumab组对比安慰剂组显著延长患者的OS，两组的中位OS分别为未达到和28.7个月（$P=0.0025$），12个月OS率于两组分别为83.1%和75.3%，24个月OS率则分别为66.3%和55.6%（$P=0.005$）。而PFS数据显示，Durvalumab组相比于安慰剂组观察到明显的PFS获益，两组的中位PFS分别为17.2个月和5.6个月（HR 0.51，95% CI：0.41~0.63）[109]。该研究表明，免疫治疗在Ⅳ期NSCLC患者中取得突破性进展的同时，在LANSCLC患者中同样取得了令人瞩目的获

益。因此2019年的NCCN指南[110]推荐，Durvalumab用于不能手术的LANSCLC同步放化疗后的巩固维持治疗。目前关于Durvalumab与同步放化疗同时应用于治疗不可手术的Ⅲ期NSCLC患者的临床研究（NCT03519971）正在进行中，同时关于Ⅲ期不可手术的NSCLC同步/序贯放化疗后应用Pembrolizumab巩固维持治疗的研究（NCT03379441）也正在进行中，这些研究结果值得期待。希望未来能有更多的临床研究带来更振奋人心的结果。

4　肺上沟瘤的综合治疗

肺上沟瘤（superior sulcus tumor，SST），也常被称为Pancoast瘤，在所有肺癌中比例不到5%[111-112]，初诊多为T3-4，患者5年OS率约40%[113]。相比于其他NSCLC，SST的生物学行为更倾向于局部侵犯而非远处的淋巴或血行播散[114]。其肿物的位置和临近组织结构较特殊，前部可侵犯大血管如锁骨下动脉，后方可侵犯星形神经节或椎体、椎间孔，中部可侵犯臂丛神经，并且常可在肿物不大时即出现相应结构受累症状。其引起的疼痛常发生在肩部，或沿椎体、肩胛骨走向，甚至可放射至患侧手掌及手指。若交感神经链、星形神经节受侵，患者会表现出Horner综合征（同侧眼睑下垂、瞳孔缩小、面神经麻痹）。肺尖范围的核磁扫描（magnetic resonance imaging，MRI）可较CT更加明

确肿物范围及其与周围组织的关系[115]。

术前放化疗联合手术治疗一直是SST有效的治疗手段，可手术的SST患者2年OS率可达到50%左右[116-120]，5年OS率达44%~56%[116-117]。随着手术技术的进步，部分T4肿瘤也可得到切除[121-122]。术前放疗联合手术切除改善了SST患者单纯手术切除治疗的预后[114,123]。随着不能手术的LANSCLC患者放化联合治疗经验的积累[124]，小型研究展现出了术前同步放化疗联合手术在SST治疗中的可行性[125]。随后的SWOG 9416研究纳入了110例T3-4N0-1的SST患者，同步进行术前诱导放化疗（顺铂50 mg/m²，第1、8、29、36天，联合依托泊苷50 mg/m²，第1~5、29~33天；放疗45 Gy、1.8 Gy/次、5周）。诱导治疗后2~4周进行重新全面评估，无远处转移或局部复发的患者行胸部手术，无论是否手术全组患者均行2周期巩固化疗。其中95例完成了手术治疗，83例（76%）为完全切除，pCR或最小镜下残留的患者共61例（56%）。全组5年OS率为44%、中位OS为33个月，完全切除的患者5年OS率达到54%、中位OS为94个月。其中pCR的患者（32例，中位OS未到）相比于有疾病残留的患者生存情况更好（P=0.02）[117]。次年发表的JCOG 9806研究选用顺铂、长春地辛及丝裂霉素为同步化疗方案，放疗剂量45 Gy/25f（前15次与第1周期化疗同步，间隔1周后，后10次与第2周期化疗同步），未能行手术治疗或不完全切除的患者予放疗补量（21.6 Gy/12f）。共75例可评估患

者中，57例行手术治疗，完全切除率达到68%（51例），其中pCR为16%（12例）。全组3年OS率和DFS率分别为61%和49%，5年时分别为56%和45%[116]。

部分SST患者为T3-4N0-1仅胸壁受累，可能一开始即接受了手术治疗，参考本章第2、3节相应内容，若术后切缘阴性可仅做辅助化疗；若切缘阳性且无法再次手术切除干净，则仍建议同步或序贯放化疗[69,126]。

综上所述，可手术的SST推荐术前同步放化疗联合手术的综合治疗，放疗须按根治剂量进行计划设计以防患者不能按计划手术。不可手术的SST多为肿瘤侵犯椎体超过50%，臂丛神经受侵犯，食管、心脏或气管受侵犯等。此外在因基础疾病或患者意愿等不能手术的情况下，治疗方案参考本章3.2~3.6节相关内容，首选根治性同步放化疗[74,127]，并推荐Durvalumab作为其后的巩固维持治疗。

5　晚期NSCLC患者的放疗

所有初诊NSCLC患者中Ⅳ期的患者比例逐渐上升，至2006年已达近40%[128]。常见转移部位包括脑、骨、肝、肺、肾上腺等[129]，当患者有心包或胸腔积液时须仔细判断其良恶性从而明确分期。晚期NSCLC的标准治疗手段必须基于全身系统治疗。在未行基因或免疫检查点相关检测或检测结果为阴性（如无ALK重排、EGFR敏感突变或PD-L1

表达低于1%）的情况下，对体力状态较好的晚期NSCLC患者推荐使用以铂类为基础的联合化疗。近年来，靶向药物和免疫检查点抑制剂的应用改善了部分晚期NSCLC患者的整体预后。对于转移灶数目有限的寡转移可考虑根治性的局部治疗，如根治剂量的放疗、手术切除或射频、介入等；此外，姑息减症放疗也是部分晚期NSCLC患者的必要治疗手段。

5.1 寡转移NSCLC患者的放疗

目前考虑对一般情况良好（ECOG 0~1分）、预期生存时间在6个月以上、预计原发灶可控或已控的寡转移NSCLC患者，建议行清除转移灶为目的的根治性局部治疗。早在1995年，Hellman等提出了"寡转移（oligometastases）"的概念，即全身转移灶数目不超过5个；并指出：在原发灶可控的前提下，对所有病灶分别通过局部治疗手段进行清除，有可能改善整体预后甚至治愈疾病[130]。寡转移灶可在初诊时已经出现或治疗后短期内发生（通常指治疗结束后≤6个月），二者均为同时性（synchronous）寡转移；亦可在初诊非IV期患者经治疗维持无进展状态一定时间后（通常大于6个月）发生，即异时性（metachronous）寡转移。寡转移灶的局部治疗可以安排在全身治疗后以巩固疗效，也可在全身治疗前以减小

肿瘤负荷、提高局部控制。

颅内寡转移的局部治疗详见下文5.3节内容，关于其他部位寡转移灶的治疗时机和治疗方案，目前尚缺乏大样本量的前瞻性随机对照临床研究数据。Ashworth等的个体病例数据Meta分析共纳入20项研究757例寡转移NSCLC患者（具有1~5处同时或异时性寡转移），其原发灶和转移灶均接受局部治疗（手术切除、大分割放疗BED≥60 Gy、SBRT）。全组患者中位OS为26个月，1年OS率、2年OS率、5年OS率和8年OS率分别为70.2%、51.1%、29.4%和23.4%；中位PFS为11个月，1年PFS率、2年PFS率和5年PFS率分别为45.7%、25.6%和13.1%[131]。Petrelli等一项近期的Meta分析纳入了21项研究共924例同时性寡转移NSCLC患者，其原发灶或（和）转移灶进行了局部放疗。全组患者中位OS和PFS分别为20.4个月和12个月；1年OS率、2年OS率、3年OS率和5年OS率分别为70.3%、43.5%、29.3%和20.2%；行胸部原发灶放疗与仅行转移灶放疗相比可提高OS（HR 0.44，95% CI：0.32~0.6，P<0.001）和PFS（HR 0.42，95% CI：0.33~0.55，P<0.001）[132]。

单臂前瞻性研究结果表明（表3-7），寡转移NSCLC患者在全身系统治疗基础上行局部治疗，中位PFS可改善至11.2~14.7个月，中位OS 10~23.0个月，2年OS率达16.4%~23.3%，优于仅行标准化疗[133-136]。

三项随机对照研究均为II期研究（表3-8）。其中，

表3-7 寡转移NSCLC患者行局部放疗的单臂前瞻性研究

第一作者（发表年份）	样本量（例）	转移灶总数（个）	剂量方案	中位PFS（个月）	中位OS（个月）	2年OS率	3年OS率
Iyengar（2014）[133]	24	52	原发灶及转移灶可选方案：19~24 Gy/1f、27~33 Gy/3f、25~40 Gy/5f	14.7	20.4	NA	NA
Collen（2014）[134]	26	48	原发灶及转移灶：50 Gy/10f	11.2	23.0	67%（1年OS率）	NA
Su（2013）[135]	201	312	原发灶：30~72 Gy（中位63 Gy）；转移灶：20~60 Gy	NA	10.1	16.4%	9.6%
De Ruysscher（2012）[136]	39	45	原发灶及转移灶：（62.3±10.1）Gy/（35.9±8.4）f	12.1	13.5	23.3%	17.5%

PFS，无进展生存；OS，总生存；NA，未知。

Gomez等的研究纳入49例经标准一线系统治疗后无疾病进展的晚期NSCLC患者，全身转移灶数目不超过3个，患者随机1：1分组。结果显示局部治疗组患者PFS显著优于对照组（$P=0.0054$），且不良反应可耐受（3级不超过20%，无更高级别不良反应发生）[137]。Iyengar等的研究对比了全身转移灶个数不超过5个的晚期NSCLC患者在维持化疗前加或不加局部治疗（原发灶行SBRT或大分割放疗，转移灶行SBRT）对预后的影响。研究纳入29例患者（14例在局部治疗组）后，由于中期分析得到了局部治疗组PFS的显著改善（$P=0.01$）而提前关闭，且不良反应与对照组相仿[138]。Palma等近期报道了COMET研究的结果，研究共纳入99例具有1~5个转移灶且原发肿瘤控制良好的患者，原发肿瘤为肺癌者共18例。全组患者按1：2随机分组，接受单纯支持治疗或支持治疗联合局部立体定向放疗，中位随访27个月。结果显示，联合局部治疗组患者的中位OS（$P=0.09$）及中位PFS（$P=0.001$）均显著优于单纯支持治疗组；然而2级及以上的不良反应亦显著增多（$P=0.022$）[139]。

综上，相比于维持治疗或支持治疗，对体力状态良好的寡转移NSCLC患者行局部治疗（放疗或手术）可以改善生存，但需要注意对不良反应的严格控制。

表3-8　寡转移NSCLC患者行局部放疗的II期随机对照研究

第一作者（发表年份）	样本量（例）	分组/治疗方案	中位PFS（个月）	中位OS（个月）	不良反应
Gomez（2016）[137]	49	局部治疗组（n=25）/立体定向放疗、大分割放疗、同步放化疗、手术维持或观察组（n=24）/仅维持治疗或观察	11.9 vs 3.9（P=0.0054）	NA	局部治疗组3级不良反应：2例食管炎、1例贫血、1例气胸、1例腹痛维持或观察组3级不良反应：1例乏力、1例贫血
Iyengar（2018）[138]	29	局部+维持治疗组（n=14）/局部放疗：21~27 Gy/1f、26.5~33.0 Gy/3f、30.0~37.5 Gy/5f、45 Gy/15f（仅适于原发灶）维持治疗组（n=15）/仅维持治疗	9.7 vs 3.5（P=0.01）	未达到 vs 17	局部+维持治疗组：4例3级、无4级、3例5级（均与研究无关）维持治疗组：2例3级、1例4级、6例5级（均与研究无关）
Palma（2019）[139]	66	局部+支持治疗组（n=66）/仅转移灶行局部立体定向放疗支持治疗组（n=33）/仅支持治疗	12 vs 6（P=0.001）	41 vs 28（P=0.09）	局部+支持治疗组：≥2级者30%（乏力、呼吸困难、肌肉关节痛、骨痛、其他疼痛）、3例5级（放射性肺损伤、肺脓肿、治疗相关十二指肠穿孔修补术后硬膜下出血）支持治疗组：≥2级者9%、无5级

PFS，无进展生存；OS，总生存；NA，未知。

5.2　晚期NSCLC患者的胸部放疗

随着精确放疗技术及微创手术技术的发展，针对晚期NSCLC患者胸部原发灶的局部治疗得到了越来越多的尝试，本章5.1节所列研究几乎均对原发灶给予了局部治疗。另有两项回顾性病例匹配分析研究结果显示（表3-9），原发灶局部治疗（手术或放疗）可显著提高患者的OS，倾向评分匹配后差异仍具有统计学意义[140-141]。其中Sheu等的研究中，针对69例接受局部治疗的患者进行了亚组分析，指出体力状态良好的患者OS更佳（HR 0.40，95% CI：0.21~0.75，P=0.03），非脑/肾上腺单发转移的患者PFS更

表3-9 寡转移NSCLC患者胸部原发灶局部治疗的病例匹配分析研究

第一作者（发表年份）	样本量（例）	接受局部治疗例数	说明	原发灶和（或）转移灶局部治疗方案	结果
Parikh（2014）[140]	186	85	转移灶个数1~5个	手术、大分割或常规分割放疗（中位BED 76.6 Gy）	接受局部治疗的患者有生存优势：中位OS：19个月 *vs* 16个月，调整后HR 0.65，95% CI：0.43~0.99，*P*=0.043
Sheu（2014）[141]	90	69	全组初诊时明确寡转移，转移灶个数1~3个；其中60例进入病例匹配分析	手术、大分割或常规分割放疗	接受局部治疗的患者有生存优势：中位OS：27.1个月 *vs* 13.1个月，调整后HR 0.37，95% CI：0.20~0.70，*P* ≥ 0.01 中位PFS：11.3个月 *vs* 8.0个月，调整后*P*=0.10

BED，生物等效剂量；OS，总生存；PFS，无进展生存。

佳（HR 0.22，95% CI：0.07~0.77，*P*=0.02）[141]。Ashworth等的Meta分析探索了良好预后的相关因素，多因素分析结果示：异时性寡转移、N0、腺癌等因素与较长OS相关；原发灶行手术切除、无肺内转移、无脑转移等因素与较长PFS相关[131]。可见，局部治疗可以为寡转移NSCLC患者带来生存获益，但现有证据水平不高，需要前瞻性Ⅲ期随机对照研究的证实；而且鉴别出能够真正获益的人群，也是进一步的研究方向。

姑息减症的胸部放疗常用于改善肿瘤所致咯血、胸痛、上腔静脉压迫综合征等症状或体征。参考胸部姑息放疗专家共识[142]，姑息治疗方案（包括全身系统治疗）需根据患者的一般状况、现有症状、疾病分期、肺功能、治疗体积、消瘦情况及其治疗意愿等进行制订。目前无统一治疗方案及剂量的推荐，高剂量或长程胸部放疗（如不低于30 Gy/10f）可以更好地改善生存和症状，尤其对于体力状态好的患者[143-145]；对于体力状态较差的患者，大分割短程放疗更合适（如17 Gy/2f），可以达到与长程放疗相仿的疼痛缓解作用，但可能需要同一部位多次照射[146-147]。

5.3 晚期NSCLC患者脑转移的放疗

肺癌脑转移发生率为40%~55%，主要症状表现为头痛、肢体无力、偏瘫、行为和精神改变、认知障碍、癫痫、共济失调、失语、一侧感觉丧失、视神经乳头水肿，等等[148]。肺癌脑转移患者预后差，自然平均生存时间1~2个月[148]，有症状脑转移患者的中位OS相比于无症状患者明显更差[149]。脑转移的治疗方法包括手术治疗、全脑放疗（whole brain radiotherapy，WBRT）、立体定向放射外科（stereotaxic radio surgery，SRS）、全身系统治疗、用以降低颅内压减轻脑水肿的肾上腺皮质激素以及支持治疗等。

参考2019年NCCN指南[110]，可根据颅内病灶多寡将脑转移分为局限性和广泛性。局限性脑转移不再仅指具有1~3个颅内转移灶，而是根据颅内转移灶（和术腔）的总数量和总体积而判定，取决于具体的临床情况[150]。对于局限性脑转移患者，尤其是单发脑转移，首先考虑行SRS或

手术切除；术后，若全身疾病控制良好则推荐对术腔以及其他转移灶行SRS，也可考虑WBRT；若全身疾病较广泛且控制不佳可考虑术后WBRT或姑息/最佳支持治疗。广泛性脑转移患者若占位效应明显时仍可考虑手术切除，但对于一般状况良好且转移灶总体积较小的患者应考虑行转移灶SRS及术腔SRS。

一直以来，对于体力状态良好的单发脑转移患者，尽早行手术切除转移灶是其标准治疗手段[151]。一系列随机对照研究比较了针对单发脑转移灶在传统的WBRT前加或不加局部手术治疗的疗效[152-154]（表3-10）。Patchell等的研究显示，对比单纯WBRT，手术切除可显著降低颅内病灶的局部复发（20% vs 52%，P<0.02）；但颅内其他部位复发率

表3-10 关于单发脑转移灶手术治疗的随机对照研究

第一作者（发表年份）	样本量（例）	分组/例数	NSCLC患者比例	WBRT剂量/分割	中位OS	P值
Patchell（1990）[153]	48	S+WBRT组/25例；WBRT组/23例	S+WBRT组18例、WBRT组19例，共约77%	36 Gy/12f	40周 vs 15周	<0.01
Vecht（1993）[154]	63	S+WBRT组/32例；WBRT组/31例	约52%	40 Gy/20f	10个月 vs 6个月	0.04
Mintz（1996）[152]	84	S+WBRT组/41例；WBRT组/43例	约54%	30 Gy/10f	5.6个月 vs 6.3个月	0.24

S，手术；WBRT，全脑放疗；OS，总生存。

两组间无差别（P=0.52）[153]。因此对于体力状态较好的单发脑转移患者，建议可手术者尽早切除病灶以减轻占位效应。回顾性研究认为具有1~3个转移灶的患者均可以从手术切除中获得生存益处[155-156]。

脑转移灶切除术后仍有较高的复发率（1~2年局部复发约50%），术后放疗是必要的。Patchell等的研究纳入95例单发脑转移且完全切除的患者，按术后是否行WBRT随机分组。术后放疗相比于单纯手术，可显著降低肿瘤复发率（18% vs 70%，P<0.001）和神经死亡（14% vs 44%，P=0.003）；但未观察到OS的优势[157]。术后SRS是WBRT之外的更优选择，不仅可达到与术后WBRT相仿的总生存，并且在改善局部控制的同时，可有效保护认知功能。Mahajan等报道了单中心随机分组比较术后SRS或观察的疗效，SRS组的1年局部控制更好（P=0.015），且两组间的不良反应和治疗相关死亡无显著差异[158]。Brown等的NCCTG N107C/CEC3研究比较了术后SRS和WBRT对生存和认知功能的影响。研究共纳入194例脑转移灶切除术后的患者，SRS组（12~20 Gy）98例，WBRT组（30 Gy/10f或37.5 Gy/15f）96例。SRS组患者无论在6个月认知功能下降的发生率方面（P<0.00031），还是在出现认知功能下降时间方面（P<0.001），都有更好的结果。但两组患者的OS和不良反应方面均无显著差异[159]。因此脑转移灶切除术后需进一步对术腔进行放疗，SRS优于WBRT。

SRS可对较小病灶给予单次大剂量放疗，且靶区周边剂量跌落迅速，能最大程度保护周围正常组织。SRS做为一种创伤性更小的治疗手段，可作为颅内手术的替代选择。其治疗相关死亡率低，且放疗相关远期反应，如脑水肿、坏死等也较罕见[160]。Qin等的一项系统回顾比较了NSCLC患者单发脑转移行手术切除和SRS的疗效，共纳入18项研究（仅2项为对照研究，其余均为回顾性研究，无随机对照研究）713例患者，手术组和SRS组中位OS分别为12.7个月和14.9个月，无显著差异[161]。Muacevic等的一项随机对照Ⅲ期研究拟比较单发≤3 cm脑转移行SRS或手术联合WBRT，后因入组缓慢提前终止。最终纳入分析64例单发脑转移患者，SRS组31例，手术组33例。组间OS（P=0.8）及LC（P=0.06）均无显著差异；尽管SRS组患者颅内远处复发率较高（P=0.04），但引入挽救性SRS再次分析时未再见显著差异（P=0.4）；且SRS组患者的住院时间、激素应用频次和时长（P<0.001）及低级别不良反应的发生率（P<0.01）均显著低于手术组[162]。早年Kondziolka等[163]的研究以及RTOG 9508[164]这两项随机对照研究结果均表明，对于NSCLC脑转移灶≤4个的患者，相比单纯WBRT，在WBRT基础上行SRS可显著降低颅内转移灶局部复发率，且对于单发脑转移的患者可改善OS（6.5个月 vs 4.9个月，P=0.0393）。

既往认为3个以内的脑转移灶行SRS是合适的，关于寡转移的临床研究也多将病灶数量限制在3~5个以内，而近年的研究对多个颅内转移灶行SRS进行了探索。早年回顾性研究结果显示，病灶总体积是患者行SRS的生存预测因子，总治疗体积有限的患者预后更好。JLGK 0901研究将脑转移灶按个数分为1个、2~4个及5~10个共3组，所有病灶均予单纯SRS治疗（肿瘤体积小于4 mL者22 Gy，4~10 mL者20 Gy），结果得到5~10个组的OS不劣于2~4个组，且不良反应相仿[150]。因此对于多个脑转移灶行SRS可得到与WBRT相仿的效果，且可有效保护患者认知功能。但目前对于可行SRS的颅内转移灶总量或总体积的最佳判定尚未统一，还需进一步探索。

晚期NSCLC患者的脑转移灶行局部SRS或手术治疗后，进一步加用WBRT（表3-11）[165-168]，可能改善局部控制，但未观察到OS的差异。Aoyama等的研究结果显示，WBRT后再行SRS可使12个月时颅内肿瘤复发率下降约30%（P<0.001），相比单纯SRS患者更少需要挽救性脑部放疗（P<0.001）；且无明显对神经功能影响或不良反应差别[165]。在后续的分析中Aoyama等引入了分级预后评估（graded prognostic assessment，GPA），将全组132例（其中88例NSCLC）分为高分组（47例，预后较好，其中21例联合WBRT）和低分组（41例，预后较差，其中22例联合WBRT）。亚组分析显示，仅高分组的患者可以从WBRT取得OS获益（16.7个月 vs 10.6个月，HR 1.92，

95% CI：1.01~3.78，P=0.04）[169]。Chang等的研究观察到随访至4个月时WBRT组患者的学习和记忆功能明显下降（P=0.04），因此在入组58例患者后即提前关闭。但之后随访至1年时，WBRT组表现了更优秀的颅内控制率（73% vs 27%，P=0.0003）。值得注意的是，SRS组更好的OS可能源于该组更及时的系统治疗以及相比于WBRT组稍低的系统肿瘤负荷[166]。Brown等的研究结果显示，相比于单纯SRS组患者，加用WBRT可延长患者的颅内复发时间（HR 3.6，95% CI：2.2~5.9，P<0.001），提高颅内肿瘤控制率（P<0.001）；然而在治疗结束3个月时的认知功能退化（P<0.001）发生得更多，生活质量（P=0.001）更差。共有34例患者进入随机研究后的生存期超过12个月，作为长期生存者，WBRT组（19例）的颅内控制率在3个月（94.7%）、6个月（89.5%）及12个月（89.5%）时亦均高于SRS组（15例，控制率分别为73.3%、60.0%及20.0%，P<0.001）；但认知功能减退发生率亦更高[168]。

EORTC22952-26001研究比较了1~3个脑转移灶行手术切除或SRS后是否行辅助WBRT，全组359例患者中，199例行SRS治疗（其中99例行WBRT），160例手术治疗（其中81例行WBRT）。全组行WBRT的患者中位PFS稍长于观察组（4.6个月 vs 3.4个月，P=0.02）；且颅内病灶进展率显著低于观察组（48% vs 78%，P<0.001）。患者行WBRT显著降低了2年颅内病灶复发率（手术组59%降至27%，

表3-11 脑寡转移患者局部治疗基础上是否联合WBRT的前瞻性随机对照研究

第一作者（发表年份）	转移灶个数（个）	样本量（例）	分组/例数	NSCLC患者比例	放疗剂量/分割		中位OS（个月）	P值
Aoyama（2006）[165]	1~4	132	SRS组/67例 SRS组+WBRT/65例	NA	SRS组： 联合组：	SRS 18~25 Gy/1f SRS 18~25 Gy/1f WBRT 30 Gy/10f	8.0 *vs* 7.5	0.42
Chang（2009）[166]	1~3	58	SRS/30例 SRS+WBRT组/28例	55%	SRS组： 联合组：	SRS 19 Gy（15~20 Gy）/1f SRS 20 Gy（15~20 Gy）/1f WBRT 30 Gy/12f	15.2 *vs* 5.7	0.003
Kocher（2011）[167]	1~3	359	SRS或S组/30例 SRS或S+WBRT组/180例	53%	SRS组： 联合组：	SRS 20 Gy/1f SRS 20 Gy/1f WBRT 30 Gy/10f	10.9 *vs* 10.7	0.98
Brown（2016）[168]	1~3	213	SRS组/111例 SRS+WBRT组/102例	肺癌患者总比例为68.5%	SRS组： 联合组：	SRS 20~24 Gy/1f SRS 18~20 Gy/1f WBRT 30 Gy/12f	10.4 *vs* 7.4	0.92

SRS，立体定向放射外科；WBRT，全脑放疗；NA，未知；S，手术；OS，总生存。

$P<0.001$；SRS组31%降至19%，$P=0.040$），以及颅内病灶新发率（手术组42%降至23%，$P=0.008$；SRS组49%降至33%，$P=0.023$），但WBRT组和观察组患者的中位OS无明显差别（10.9个月 *vs* 10.7个月，$P=0.89$）[167]。

可见，无论行SRS还是手术切除，进一步加用WBRT均不能改善患者的生存，仅可改善颅内局部控制，然而这可能导致一定的认知功能损伤和生活质量下降。

综上所述，参考2019年NCCN指南[110]，对于NSCLC局限性脑转移患者：①患者体力状态良好，首选SRS或手术切除；②若脑转移灶切除术后全身疾病状态控制良好，建议对术腔及其他脑转移灶行SRS巩固治疗；③不推荐将WBRT作为首要的巩固治疗手段。

根据转移灶和术腔的总数量和总体积确定SRS剂量，靶区最大边界处的剂量可为15~24 Gy；转移灶或术腔较大时须考虑分次的SRS[170]。根据Soliman等最新发表的一份共识，术后SRS靶区须参考术前MRI，不论肿瘤的术前位置如何，都要画出整个手术腔的轮廓[171]。常用的SRS剂量有：16~20 Gy/1f、27 Gy/3f和30 Gy/5f[150,165,172]。

地塞米松联合WBRT一直以来是肺癌脑转移常用的姑息治疗手段。对于初治不适合手术或SRS的患者、术后全身疾病播散无法有效控制的患者，WBRT是可选的治疗方式。尤其对于有明显症状的患者，需尽早开始WBRT[173]。近年发表的QUARTZ研究拟讨论是否可以在无法手术或SRS的患者中省略WBRT而不影响其生存或生活质量。研究纳入534例不适合手术切除或SRS的脑转移NSCLC患者，随机1∶1进入地塞米松联合WBRT组或支持治疗组。WBRT组报告了更多的嗜睡、脱发、恶心、头皮干燥或发痒等症状，但两组间的严重不良反应未见显著差异。两组间总生存及生活质量均无显著差异。该研究全组患者中位OS仅为9周，说明纳入了大量预后不佳的患者。多因素分析示，年龄<60岁、体力评分≥70分、无颅外转移灶和原发灶得到控制（GPA评分良好）是预后良好的因素，此类患者行WBRT可能是有效的治疗选择[174]。

标准的WBRT剂量包括30 Gy/10f和37.5 Gy/15f[164]。若患者预期生存大于4个月，应进行海马保护[175]。

5.4　晚期NSCLC患者骨转移的放疗

放疗可有效缓解骨转移所致疼痛，还可有效预防病理性骨折及脊髓压迫的发生，首选外照射；若骨转移为寡转移灶之一，可以考虑SBRT[176-177]。由于双膦酸盐可阻止肿瘤细胞由G2期和M期向S期转换，延长肿瘤细胞在放疗敏感的细胞周期的时段，故可常规联用双膦酸盐以增强骨转移灶对放疗的敏感性[178-179]。关于放疗剂量和分割方式，Chow等的一项系统回顾分析了1986—2006年比较单次分割和多次分割的16项研究。单次分割组的单次照射剂量多为8 Gy，也有10 Gy、12 Gy或15 Gy，多次分割的给量方式多为30 Gy/10f，也有30 Gy/6f、25 Gy/5f、24 Gy/6f、22.5 Gy/5f、20 Gy/4f、15 Gy/3f等。两组患者间，病灶总反应率（58% *vs* 59%）和病灶完全缓解率（23% *vs* 24%）均无明显差异；单次分割组有发生更多病理性骨折（$P=0.75$）和脊髓压迫（$P=0.13$）的趋势，且其再次治疗的需求是多次分割组的2.5倍（95% CI：1.76~3.56，$P<0.001$）；两组间急性不良反应无差别[180]。Lutz等在2011年发布的根据9项前瞻随机研究制定的骨转移姑息放疗指南中指出，常用剂量及分割方案有：30 Gy/10f、24 Gy/6f、20 Gy/5f及8~10 Gy/1f。多次分割的方案相比单次分割方案，患者出现病灶再次治疗的可能性稍低（8% *vs* 20%），但后者对患

者及其家属更方便。对于寡转移或形成软组织肿块的骨转移病灶可适当提高放疗剂量[181]。

综上所述，晚期NSCLC患者骨转移若处于承重骨或处于非承重骨伴有骨相关事件，推荐行姑息性放疗；寡转移灶可行SBRT。放疗剂量和分割方式需要根据治疗目的、症状表现及体力状态决定，短程放疗更适用于体力差和/或生存预期短的患者。

6　放疗适应证推荐（参考NCCN指南[110]及ESMO指南[182]）

早期NSCLC患者行SBRT：对于可手术的患者首选肺叶切除术及纵隔淋巴结清扫或活检术，对于临床不可手术或拒绝手术的患者首选SBRT。

NSCLC患者术后放疗：①Ⅰ~Ⅱ期和N0-1的NSCLC患者在根治性切除术后不建议行PORT；②可手术的LANSCLC患者在R0切除术后pN2（包括Ⅰ~Ⅱ期术后升期）的情况下，应在辅助化疗后行PORT；对于切缘阳性（R1、R2切除）者，应建议行同步放化疗。

不能手术的LANSCLC患者行综合治疗：首选推荐患者行根治性同步放化疗，联合免疫治疗的维持治疗；如果患者不能耐受同步放化疗，可以行序贯放化疗或单纯放疗；术前放化疗联合手术可用于LANSCLC具有较小N2淋巴结

且拟行肺叶切除术的患者。

肺上沟瘤患者行综合治疗：可手术的肺上沟瘤患者推荐行术前同步放化疗与手术联合治疗；不能手术的患者推荐行根治性同步放化疗，联合免疫治疗的维持治疗；如果患者不能耐受同步放化疗，可以行序贯放化疗或单纯放疗。

晚期NSCLC患者可行根治性局部放疗及姑息放疗。

7　NSCLC患者放疗流程及实践

7.1　定位前准备

NSCLC患者的治疗需要综合考虑其疾病情况及体力评分。放疗在所有分期的NSCLC治疗中都扮演重要角色，因此，需在放疗科、肿瘤（胸）外科、肿瘤内科、影像科、病理科、核医学等多学科协作的基础上，制订整体综合治疗的方案。放疗最重要的目标是最大限度地控制肿瘤并减轻治疗毒性，因此至少要在三维适形的基础上制订整体放疗方案。随着现代各种新技术的出现和成熟，比如4D-CT（4-dimentional computed tomography）定位、PET（positron emission tomography）/CT定位、IMRT、VMAT（volumetric modulated arc therapy）、IGRT（image-guided radiation therapy）、运动控制、质子治疗等，使得放疗可以更加安全地进行。

7.1.1　评估患者病情

实施精确放疗前必须完整采集病史、详细完善体格检查、完善病理及分期检查，获得明确的临床分期诊断。病理检查必要时须包含基因及免疫检查点相关项目。分期检查包括：胸部增强CT、纤维支气管镜、颈部增强CT或颈部淋巴结超声、腹部增强CT或腹部超声、全身骨扫描、头部增强MRI或CT和/或PET/CT，当骨与软组织受侵时（如肺上沟瘤、胸壁受侵、椎旁肿瘤或骨转移侵及软组织），可加做特定部位的MRI。考虑到NSCLC可能快速进展[183-184]，最好在治疗前4周内获得PET/CT。其他可应用的分期检查还包括纵隔镜等。同时需要采用，如心电图、肺功能检查等评估患者的心肺功能。

7.1.2　取得患者配合

向患者及家属交待病情及治疗方案，签署相关知情同意书。治疗患者内科合并症，积极改善贫血、疼痛等可能影响患者放化疗连续性的情况，改善患者营养状况。

7.2　胸部放疗定位

7.2.1　CT定位

CT模拟定位是放疗的基础，为获得更好的重复性，治疗最佳体位为仰卧位戴固定装置。定位时选择与治疗时相同的体位，并确定治疗中心。

胸部放疗常用体位为仰卧位、垫枕稳定头部、双手抱肘上举置于额前、固定胸–上腹部；若需照射锁骨上区较表浅转移淋巴结，则可视具体情况将双臂伸直置于身体两侧，垫枕稳定头部并使颈部伸展，固定颈肩–胸–上腹部，以减少锁骨以上靶区位置的不确定性和避免上肢不必要的照射。在平扫基础上最好静脉注入造影剂，以更好地显示病灶及组织。扫描范围由环状软骨下缘至肝下缘（第二腰椎），扫描层厚3~5 mm。

如果呼吸运动幅度过大，应在定位和治疗过程中予以控制和考量。方法包括腹部加压、呼吸循环门控、动态肿瘤追踪、动态呼吸控制或生物反馈技术，等等[185]，在此不做展开讨论。

7.2.2　PET/CT定位

PET/CT可显著改善靶区的准确性[186]，尤其当患者有明显肺不张而增强CT无法准确显示时，推荐PET/CT定位，必要时可联合MRI定位。同样，PET/CT定位也需要采用与治疗相同的体位。

7.2.3　4D-CT定位

呼吸运动所致的大幅移动，应在定位时给予充分评估和考量。可选方法包括X线片、吸气/呼气、慢扫描CT，最理想的方式是4D-CT，有条件的单位作为推荐。

7.3　靶区勾画

7.3.1　NSCLC患者放疗靶区定义

根据国际辐射单位和计量委员会（International Commission Radiological Units，ICRU）第62号[187]和第83号报告[188]，定义如下靶区。

大体肿瘤体积（gross tumor volume，GTV）：指疾病原发灶和转移淋巴结在影像评估上可见的范围，可分别用GTVp（gross tumor volume of primary tumor）和GTVn（gross tumor volume of lymph node）表示。欧洲癌症研究与治疗组织（European Organisation for Research and Treatment of Cancer，EORTC）推荐在CT图像的肺窗和纵隔窗分别勾画原发灶和转移淋巴结。受累淋巴结常用判断标准：单个肿大淋巴结短径≥10 mm或长径≥15 mm；若淋巴结短径不足10 mm，可参考PET/CT[189]。

临床靶体积（clinical target volume，CTV）：包括临床认定的肿瘤及其亚临床病灶可能侵犯的范围及淋巴引流区。淋巴结CTV不应扩展到主气道和肺组织中，在临床实际工作中，应根据患者肺功能、体力等情况，在充分考虑放射毒性和肿瘤良好剂量分布的基础上，适当调整CTV。

内靶体积（internal target volume，ITV）：指临床靶体积由于人体内部器官运动所形成的体积和形状的变化范围。ITV须将所有呼吸运动因素考虑进去，包括呼吸运动中肿瘤的变形。由于呼吸运动幅度差异很大，不建议所有患者采用相同的外扩边界来补偿呼吸运动。最常用的方法是在普通模拟定位机上测量运动范围，而目前建议采用的最佳手段是4D-CT。可在4D-CT基础上勾画，或采用最大密度投影（maximum intensity projection，MIP）、中间通气（mid-ventilation）扫描、中间位置（mid-position）扫描等方式，或应用呼吸同步技术，来确定ITV。

计划靶体积（planning target volume，PTV）：根据放疗计划和实施中相关的变异性，如机器、计量测定、肿瘤变形和生长、设置误差、基线位移、摆位误差等，而确定的范围。PTV边界可以通过采用良好的固定装置、运动控制（如深吸气屏气）及IGRT技术得到缩小。目前常用的做法是在ITV的基础上，根据各中心的机械与摆位误差，外扩形成最终照射的计划靶区。

7.3.2　早期NSCLC患者SBRT靶区定义

4D-CT获得的是一组在呼吸不同时相的CT图像，可以显示三维状态下肿瘤的运动情况。可在4D-CT上勾画所有时相，再结合起来，或者在MIP图像上勾画已经包含ITV

的GTV或称内在大体肿瘤体积（internal gross tumor volume，IGTV）[190]。进行SBRT时，为达到高剂量强度和适形性，要求尽量小的PTV。

7.3.3　NSCLC患者术前或根治性放疗靶区定义

GTV：在肺窗、纵隔窗分别勾画大体肿瘤GTVp及转移淋巴结GTVn。需参考纤支镜检查结果确定支气管内的病变范围。肺内肿瘤应将病变周围粗大的短毛刺包括在GTVp中。如存在梗阻性肺不张，应将不张的部分排除在GTVp之外。如果行PET/CT定位，根据代谢显像勾画的靶区应返回CT图像检查确认。治疗一段时间后，由于肿物缩小，原来不张的部分可能张开，肿瘤可能移位，此时应重新定位和勾画GTVp。依据受累淋巴结判断标准勾画GTVn，成簇的小淋巴结可判断为转移淋巴结。

CTV：原发肿瘤临床靶体积，可表示为CTVp（clinical target volume of primary tumor），在GTVp基础上进行外扩，为包括95%的微小浸润病变，腺癌外扩8 mm、鳞癌外扩6 mm[191]。中央型肺癌近主支气管处，应沿气管外扩1.5 cm。在没有影像学受侵证据时，CTVp不应包含胸壁或纵隔。对于淋巴结临床靶体积，可表示为CTVn（clinical target volume of lymph node），目前推荐行受累野照射，这可以使肿瘤能够接受更高的受照剂量进而降低局部复发[192-194]；并且在优

化靶区剂量的同时，更能减少正常组织的毒性。可直接勾画GTVn所在淋巴引流区，要求包括其周围至少5~8 mm的边界；或在GTVn基础上三维外扩5~8 mm。需根据病灶周围的解剖结构，对CTV进行适当调整。可以考虑对有纵隔淋巴结转移但无同侧肺门受累的患者行肺门区域的预防照射[195]。

ITV：须包括呼吸周期内所有CTV的范围，应当注意CTVp和CTVn的ITV可以有较大差别，须个体化对待。可以在4D-CT每个呼吸时相上分别确定CTV，进而合成最终ITV；也可以在MIP上逐层勾画GTV及相应CTV，形成ITV。

7.3.4　NSCLC患者术后放疗靶区定义

术后放疗的主要目的是减少术后局部区域复发，须考虑患者长期生存时发生的慢性不良反应；对于术后切缘阳性（R1或R2）或切缘接近肿瘤但不能进一步手术切除的患者，术后放疗旨在进一步完成根治性治疗。因此须充分考虑疾病范围、手术过程、切除和清扫范围、化疗的影响等。肺的淋巴引流及肺癌淋巴结转移规律详见本章3.3内容。目前对于放疗靶区的具体范围尚未形成统一意见。各大肿瘤中心的术后靶区范围差异较大，但原则是必须包括支气管残端和高危淋巴引流区。对于pN1期切缘为阳性或接近肿瘤的患者，靶区是切缘及阳性淋巴结所在的引流区；对于N2期手术切除的患者，目标靶区需要局限在阳性

淋巴结所在淋巴引流区和同侧肺门、隆凸下淋巴引流区，也要参考原发肿瘤的位置和是否进行了完整的纵隔淋巴结清扫术[129]。无论如何设置CTV，都要注意患者术后肺部受损，对放疗的耐受程度下降，在正常肺组织限量上须更加严格[196]。ITV定义参考本章7.3.3内容。

7.4　放疗处方剂量（参考NCCN指南）

早期NSCLC患者行SBRT（表3-12）：可使BED≥100 Gy的剂量强度配置具有更强的局部控制和生存优势。

LANSCLC患者的放疗（表3-13）：60~70 Gy、2.0 Gy/次，根治剂量至少需达到60 Gy，虽然最佳治疗剂量尚未形成统一，但高于74 Gy的剂量并不推荐。若行术前放疗，需按根治剂量进行计划设计，完成术前45~54 Gy、1.8~2.0 Gy/次

的术前照射剂量后，当进行手术评估，若不能手术则应尽快完成根治剂量，尤其是肺上沟瘤的患者。对于术后放疗，完全切除术后50~54 Gy、1.8~2.0 Gy/次，可酌情在高危区域，如淋巴结包膜外侵或镜下切缘阳性处局部加量至60 Gy；若有大体肿瘤残留，需在危及器官可耐受的前提下给予根治剂量。

7.5　不良反应处理

胸部放疗可引起正常组织毒性作用，常见血液学不良反应多由骨髓等造血器官受照射所致，包括血细胞减少、贫血等，应每1~2周监测并及时处理；常见非血液学不良反应包括乏力、食欲下降、恶心、呕吐、皮肤反应、心律失常，以及放射性肺炎、食管炎等。

表3-12　临床研究选用的SBRT处方剂量及分割方式

分隔次数/次	总剂量/Gy	应用举例
1	25~34	<2 cm的周围型肿物，尤其是距胸壁1 cm以上者
3	45~60	周围型肿物且距胸壁1 cm以上者
4	48~50	<4~5 cm中央型肿物或周围型肿物，尤其是距胸壁不到1 cm者；*周围型肿物48 Gy/4f/4 d[197]
5	50~55	中央型或周围型肿物，尤其是距胸壁不到1 cm者；*周围型肿物50 Gy/5f/5 d[197]
8~10	60~70	中央型肿物；*60 Gy/8f/10 d[197]

*北京大学肿瘤医院常用处方剂量及分割方式。

表3-13 NCCN指南[110]推荐的放疗方案

治疗类型	方案
根治性放疗或放化疗	60~70 Gy/6~7 周，2.0 Gy/ 次
术前放疗	45~54 Gy/5~6 周，1.8~2.0 Gy/ 次
术后放疗	
切缘阴性	50~54 Gy/5~6 周，1.8~2.0 Gy/ 次
淋巴结包膜外受侵或镜下切缘阳性	54~60 Gy/6 周，1.8~2.0 Gy/ 次
大体肿瘤残留	60~70 Gy/6~7 周，2.0 Gy/ 次

7.5.1 放射性肺损伤

放射性肺损伤多发生于放疗开始后6个月内，其诊断必须同时具备以下条件：肺受照射史、影像学表现及与放疗相关的新发症状，且排除疾病进展或其他原因所致的肺损伤。部分放射性肺损伤仅为无症状的影像学表现，临床症状可见咳嗽、气短、呼吸困难和低热等；较重者可有呼吸音降低，出现干/湿性啰音、爆裂音等体征；CT检查发现受照射肺部出现片状、云雾状渗出，且不一定局限于单个肺叶，后期可见网状结果。血气分析可见氧分压下降；肺功能检查时轻者无异常，重者见肺顺应性减低，伴肺通气量/血灌流量比例降低和弥散功能降低[198]。目前临床应用的分级标准多为CTCAE 4.03[199]。发生放射性肺炎的相关因素包括：全肺平均受照剂量及V20；化疗、靶向治疗药物；个体差异、基础肺功能、吸烟等。治疗指征须参考CTCAE分级：1级无须治疗但须密切观察；2级若出现发热须考虑使用糖皮质激素；3级及以上须使用糖皮质激素，可考虑使用甲泼尼龙。激素减量期间可出现病情反复，排除感染后可将现用激素增加至原用量的1.5~2倍。临床上，CD4阳性T细胞数小于200时可以考虑适当应用复方磺胺甲噁唑以预防卡氏肺孢子虫感染。如有肺部感染相关症状或影像学、检验学证据，须合并应用敏感抗生素，也可给予吸氧（必要时机械通气支持）、补充维生素、中药等对症治疗。正常肺组织在受到低剂量照射时即可出现损伤，且即使修复也是非功能性的。因此防范放射性肺损伤的关键在于预防，限制放疗计划中肺组织的受照剂量、缩小受照正常肺体积尤为重要。勾画靶区时，须准确区别原发肿瘤和肺不张、转移和非转移淋巴结，根据淋巴引流规律勾画CTV，不做不必要的预防照射。治疗完成40~50 Gy时复查定位CT，若大体肿瘤缩小明显，可缩小GTV范围制订二程计划，以减少正常肺组织受照剂量。

7.5.2　放射性食管炎

胸部放疗照射纵隔的患者常使食管受到较高水平照射剂量。常规分割放疗10次以后逐渐出现急性放射性食管炎，表现为吞咽困难和／或吞咽疼痛，放疗过程中逐渐加重，至放疗结束后1周左右严重程度达到高峰，后逐渐消失。由于影响进食，患者可能出现水电解质紊乱和体重下降等严重反应，甚至由于患者不能耐受而导致放疗的中断或终止。个别患者会出现食管穿孔或瘘管。糖皮质激素可在一定程度上减轻食管黏膜水肿。降低食管受照剂量是预防发生放射性食管炎的关键，当病变接近食管时很难避免食管炎，需要更加控制食管受照剂量和体积，以期降低3级及以上严重不良反应发生率。

参考文献

[1] Bray F, Ferlay J, Soerjomataram I, et al. Global cancer statistics 2018: GLOBOCAN estimates of incidence and mortality worldwide for 36 cancers in 185 countries[J]. CA Cancer J Clin, 2018, 68(6): 394-424.

[2] 郑荣寿, 孙可欣, 张思维, 等. 2015年中国恶性肿瘤流行情况分析[J]. 中华肿瘤杂志, 2019, 41(1): 19-28.

[3] Office of the Surgeon General (US); Office on Smoking and Health (US). The Health Consequences of Smoking: A Report of the Surgeon General[R]. Reports of the Surgeon General. Atlanta (GA): Centers for Disease Control and Prevention (US), 2004.

[4] Zeng H, Chen W, Zheng R, et al. Changing cancer survival in China during 2003-15: a pooled analysis of 17 population-based cancer registries[J]. Lancet Glob Health, 2018, 6(5): e555-e567.

[5] Noone AM, Howlader N, Krapcho M, et al. SEER Cancer Statistics Review, 1975-2015[DB]. 2018. DOI: https://seer.cancer.gov/csr/1975_2015/.

[6] Tyldesley S, Boyd C, Schulze K, et al. Estimating the need for radiotherapy for lung cancer: an evidence-based, epidemiologic approach[J]. Int J Radiat Oncol Biol Phys, 2001, 49(4): 973-985.

[7] Lu T, Yang X, Huang Y, et al. Trends in the incidence, treatment, and survival of patients with lung cancer in the last four decades[J]. Cancer Manag Res, 2019, 11: 943-953.

[8] Howington JA, Blum MG, Chang AC, et al. Treatment of stage I and

II non-small cell lung cancer: diagnosis and management of lung cancer, 3rd ed: american college of chest physicians evidence-based clinical practice guidelines[J]. Chest, 2013, 143(5 Suppl): e278S-e313S.

[9] Goldstraw P, Chansky K, Crowley J, et al. The IASLC lung cancer staging project: proposals for revision of the TNM stage groupings in the forthcoming (eighth) edition of the TNM classification for lung cancer[J]. J Thorac Oncol, 2016, 11(1): 39-51.

[10] Videtic GMM, Donington J, Giuliani M, et al. Stereotactic body radiation therapy for early-stage non-small cell lung cancer: executive summary of an ASTRO evidence-based guideline[J]. Pract Radiat Oncol, 2017, 7(5): 295-301.

[11] Donington J, Ferguson M, Mazzone P, et al. American college of chest physicians and society of thoracic surgeons consensus statement for evaluation and management for high-risk patients with stage I non-small cell lung cancer[J]. Chest, 2012, 142(6): 1620-1635.

[12] Armstrong JG, Minsky BD. Radiation therapy for medically inoperable stage I and II non-small cell lung cancer[J]. Cancer Treat Rev, 1989, 16(4): 247-255.

[13] Dosoretz DE, Katin MJ, Blitzer PH, et al. Radiation therapy in the management of medically inoperable carcinoma of the lung: results and implications for future treatment strategies[J]. Int J Radiat Oncol Biol Phys, 1992, 24(1): 3-9.

[14] Haffty BG, Goldberg NB, Gerstley J, et al. Results of radical radiation therapy in clinical stage I, technically operable non-small cell lung cancer[J]. Int J Radiat Oncol Biol Phys, 1988, 15(1): 69-73.

[15] Kaskowitz L, Graham MV, Emami B, et al. Radiation therapy alone for stage I non-small cell lung cancer[J]. Int J Radiat Oncol Biol Phys, 1993, 27(3): 517-523.

[16] Sibley GS, Jamieson TA, Marks LB, et al. Radiotherapy alone for medically inoperable stage I non-small-cell lung cancer: the Duke experience[J]. Int J Radiat Oncol Biol Phys, 1998, 40(1): 149-154.

[17] Wisnivesky JP, Bonomi M, Henschke C, et al. Radiation therapy for the treatment of unresected stage I-II non-small cell lung cancer[J]. Chest, 2005, 128(3): 1461-1467.

[18] Baumann P, Nyman J, Hoyer M, et al. Outcome in a prospective phase II trial of medically inoperable stage I non-small-cell lung cancer patients treated with stereotactic body radiotherapy[J]. J Clin Oncol, 2009, 27(20): 3290-3296.

[19] Fakiris AJ, McGarry RC, Yiannoutsos CT, et al. Stereotactic body radiation therapy for early-stage non-small-cell lung carcinoma: four-year results of a prospective phase II study[J]. Int J Radiat Oncol Biol Phys, 2009, 75(3): 677-682.

[20] Timmerman R, Paulus R, Galvin J, et al. Stereotactic body radiation therapy for inoperable early stage lung cancer[J]. Jama, 2010, 303(11): 1070-1076.

[21] Timmerman R, McGarry R, Yiannoutsos C, et al. Excessive toxicity when treating central tumors in a phase II study of stereotactic body radiation therapy for medically inoperable early-stage lung cancer[J]. J Clin Oncol, 2006, 24(30): 4833-4839.

[22] Bradley JD, El Naqa I, Drzymala RE, et al. Stereotactic body radiation therapy for early-stage non-small-cell lung cancer: the

pattern of failure is distant[J]. Int J Radiat Oncol Biol Phys, 2010, 77(4): 1146-1150.

[23] Nagata Y, Hiraoka M, Shibata T, et al. Stereotactic body radiation therapy for T1N0M0 Non-small cell lung cancer: first report for inoperable population of a phase II trial by japan clinical oncology group (JCOG 0403)[J]. Int J Radiat Oncol Biol Phys, 2012, 84(3): S46.

[24] Taremi M, Hope A, Dahele M, et al. Stereotactic body radiotherapy for medically inoperable lung cancer: prospective, single-center study of 108 consecutive patients[J]. Int J Radiat Oncol Biol Phys, 2012, 82(2): 967-973.

[25] Lindberg K, Nyman J, Riesenfeld Kallskog V, et al. Long-term results of a prospective phase II trial of medically inoperable stage I NSCLC treated with SBRT - the Nordic experience[J]. Acta oncologica (Stockholm, Sweden), 2015, 54(8): 1096-1104.

[26] Timmerman RD, Hu C, Michalski JM, et al. Long-term results of stereotactic body radiation therapy in medically inoperable stage i non-small cell lung cancer[J]. JAMA Oncol, 2018, 4(9): 1287-1288.

[27] Sun B, Brooks ED, Komaki RU, et al. 7-year follow-up after stereotactic ablative radiotherapy for patients with stage I non-small cell lung cancer: Results of a phase 2 clinical trial[J]. Cancer, 2017, 123(16): 3031-3039.

[28] Hegi F, D'Souza M, Azzi M, et al. Comparing the Outcomes of Stereotactic Ablative Radiotherapy and Non-Stereotactic Ablative Radiotherapy Definitive Radiotherapy Approaches to Thoracic Malignancy: A Systematic Review and Meta-Analysis[J]. Clin Lung Cancer, 2018, 19(3): 199-212.

[29] Ball D, Mai GT, Vinod S, et al. Stereotactic ablative radiotherapy versus standard radiotherapy in stage 1 non-small-cell lung cancer (TROG 09.02 CHISEL): a phase 3, open-label, randomised controlled trial[J]. Lancet Oncol, 2019, 20(4): 494-503.

[30] Onishi H, Yoshiyuki S, Yasuo M, et al. Japanese Multi-institutional Study of Stereotactic Body Radiation Therapy for More Than 2000 Patients With Stage I Non-Small Cell Lung Cancer[J]. Int J Radiat Oncol Biol Phys, 2013, 87(2): S9-S10.

[31] Shirvani SM, Jiang J, Chang JY, et al. Lobectomy, sublobar resection, and stereotactic ablative radiotherapy for early-stage non-small cell lung cancers in the elderly[J]. JAMA Surg, 2014, 149(12): 1244-1253.

[32] Crabtree TD, Denlinger CE, Meyers BF, et al. Stereotactic body radiation therapy versus surgical resection for stage I non-small cell lung cancer[J]. J Thorac Cardiovasc Surg, 2010, 140(2): 377-386.

[33] Onishi H, Shirato H, Nagata Y, et al. Stereotactic body radiotherapy (SBRT) for operable stage I non-small-cell lung cancer: can SBRT be comparable to surgery?[J]. Int J Radiat Oncol Biol Phys, 2011, 81(5): 1352-1358.

[34] Nagata Y, Hiraoka M, Shibata T, et al. Prospective Trial of Stereotactic Body Radiation Therapy for Both Operable and Inoperable T1N0M0 Non-Small Cell Lung Cancer: Japan Clinical Oncology Group Study JCOG0403[J]. Int J Radiat Oncol Biol Phys,

2015,93(5): 989-996.

[35] Timmerman RD, Paulus R, Pass HI, et al. Stereotactic Body Radiation Therapy for Operable Early-Stage Lung Cancer: Findings From the NRG Oncology RTOG 0618 Trial[J]. JAMA Oncol, 2018, 4(9): 1263-1266.

[36] Chang JY, Senan S, Paul MA, et al. Stereotactic ablative radiotherapy versus lobectomy for operable stage I non-small-cell lung cancer: a pooled analysis of two randomised trials[J]. Lancet Oncol, 2015, 16(6): 630-637.

[37] Chang JY, Li QQ, Xu QY, et al. Stereotactic ablative radiation therapy for centrally located early stage or isolated parenchymal recurrences of non-small cell lung cancer: how to fly in a "no fly zone"[J]. Int J Radiat Oncol Biol Phys, 2014, 88(5): 1120-1128.

[38] Chang JY, Bezjak A, Mornex F. Stereotactic ablative radiotherapy for centrally located early stage non-small-cell lung cancer: what we have learned[J]. Journal of thoracic oncology: official publication of the International Association for the Study of Lung Cancer, 2015, 10(4): 577-585.

[39] Onishi H, Shirato H, Nagata Y, et al. Hypofractionated stereotactic radiotherapy (HypoFXSRT) for stage I non-small cell lung cancer: updated results of 257 patients in a Japanese multi-institutional study[J]. J Thorac Oncol, 2007, 2(7 Suppl 3): S94-S100.

[40] Baker R, Han G, Sarangkasiri S, et al. Clinical and dosimetric predictors of radiation pneumonitis in a large series of patients treated with stereotactic body radiation therapy to the lung[J]. Int J Radiat Oncol Biol Phys, 2013, 85(1): 190-195.

[41] Chang JY, Balter PA, Dong L, et al. Stereotactic body radiation therapy in centrally and superiorly located stage I or isolated recurrent non-small-cell lung cancer[J]. Int J Radiat Oncol Biol Phys, 2008, 72(4): 967-971.

[42] Guckenberger M, Andratschke N, Alheit H, et al. Definition of stereotactic body radiotherapy: principles and practice for the treatment of stage I non-small cell lung cancer[J]. Strahlenther Onkol, 2014, 190(1): 26-33.

[43] Hadziahmetovic M, Loo BW, Timmerman RD, et al. Stereotactic body radiation therapy (stereotactic ablative radiotherapy) for stage I non-small cell lung cancer--updates of radiobiology, techniques, and clinical outcomes[J]. Discov Med, 2010, 9(48): 411-417.

[44] Hara R, Itami J, Kondo T, et al. Clinical outcomes of single-fraction stereotactic radiation therapy of lung tumors[J]. Cancer, 2006, 106(6): 1347-1352.

[45] Jin JY, Kong FM, Chetty IJ, et al. Impact of fraction size on lung radiation toxicity: hypofractionation may be beneficial in dose escalation of radiotherapy for lung cancers[J]. Int J Radiat Oncol Biol Phys, 2010, 76(3): 782-788.

[46] Lagerwaard FJ, Haasbeek CJ, Smit EF, et al. Outcomes of risk-adapted fractionated stereotactic radiotherapy for stage I non-small-cell lung cancer[J]. Int J Radiat Oncol Biol Phys, 2008, 70(3): 685-692.

[47] Stephans KL, Djemil T, Reddy CA, et al. A comparison of two stereotactic body radiation fractionation schedules for medically inoperable stage I non-small cell lung cancer: the Cleveland Clinic

experience[J]. J Thorac Oncol, 2009, 4(8): 976-982.

[48] Takeda A, Sanuki N, Kunieda E, et al. Stereotactic body radiotherapy for primary lung cancer at a dose of 50 Gy total in five fractions to the periphery of the planning target volume calculated using a superposition algorithm[J]. Int J Radiat Oncol Biol Phys, 2009, 73(2): 442-448.

[49] Zhao L, Zhou S, Balter P, et al. Planning Target Volume D95 and Mean Dose Should Be Considered for Optimal Local Control for Stereotactic Ablative Radiation Therapy[J]. Int J Radiat Oncol Biol Phys, 2016, 95(4): 1226-1235.

[50] Postoperative radiotherapy in non-small-cell lung cancer: systematic review and meta-analysis of individual patient data from nine randomised controlled trials. PORT Meta-analysis Trialists Group[J]. Lancet, 1998, 352(9124): 257-263.

[51] PORT Meta-Analysis Trialists Group. Postoperative radiotherapy for non-small cell lung cancer[Z]. Cochrane Database Syst Rev. 2003; (1): CD002142. Review.

[52] PORT Meta-Analysis Trialists Group. Postoperative radiotherapy for non-small cell lung cancer[Z]. Cochrane Database Syst Rev. 2005 Apr 18; (2): CD002142. Review.

[53] Burdett S, Rydzewska L, Tierney J, et al. Postoperative radiotherapy for non-small cell lung cancer[Z]. Cochrane Database Syst Rev. 2016 Sep 29; 9: CD002142. doi: 10.1002/14651858.CD002142.pub3. Review.

[54] Lally BE, Zelterman D, Colasanto JM, et al. Postoperative radiotherapy for stage II or III non-small-cell lung cancer using the surveillance, epidemiology, and end results database[J]. J Clin Oncol, 2006, 24(19): 2998-3006.

[55] Urban D, Bar J, Solomon B, et al. Lymph node ratio may predict the benefit of postoperative radiotherapy in non-small-cell lung cancer[J]. J Thor Oncol, 2013, 8(7): 940-946.

[56] Wang EH, Corso CD, Park HS, et al. Association Between Radiation Dose and Outcomes With Postoperative Radiotherapy for N0-N1 Non-Small Cell Lung Cancer[J]. Am J Clin Oncol, 2018, 41(2): 152-158.

[57] Ghiribelli C, Voltolini L, Paladini P, et al. Treatment and survival after lung resection for non-small cell lung cancer in patients with microscopic residual disease at the bronchial stump[J]. Eur J Cardiothorac Surg, 1999, 16(5): 555-559.

[58] Zhou M, Li T, Liu Y, et al. Concurrent paclitaxel-based chemo-radiotherapy for post-surgical microscopic residual tumor at the bronchial margin (R1 resection) in non-small-cell lung cancer[J]. BMC cancer, 2015, 15: 36.

[59] Ettinger DS, Wood DE, Aisner DL, et al. Non-Small Cell Lung Cancer, Version 5.2017, NCCN Clinical Practice Guidelines in Oncology[J]. Journal of the National Comprehensive Cancer Network: JNCCN, 2017, 15(4): 504-535.

[60] Yoon S M, Shaikh T, Hallman M. Therapeutic management options for stage III non-small cell lung cancer[J]. World J Clin Oncol, 2017, 8(1): 1-20.

[61] Ponn R, Lo Cicero J, Daly BDT. Surgical treatment of non-small cell lung cancer[M]. 6 ed. Philadephia, PA: Lippincott Williams &Wilkins, 2005: 1548-1587.

[62] NSCLC Meta-analyses Collaborative Group. Adjuvant chemotherapy, with or without postoperative radiotherapy, in operable non-small-cell lung cancer: two meta-analyses of individual patient data[J]. Lancet, 2010, 375(9722): 1267-1277.

[63] Arriagada R, Dunant A, Pignon JP, et al. Long-term results of the international adjuvant lung cancer trial evaluating adjuvant Cisplatin-based chemotherapy in resected lung cancer[J]. J Clin Oncol, 2010, 28(1): 35-42.

[64] Douillard JY, Rosell R, De Lena M, et al. Impact of postoperative radiation therapy on survival in patients with complete resection and stage I, II, or IIIA non-small-cell lung cancer treated with adjuvant chemotherapy: the adjuvant Navelbine International Trialist Association (ANITA) Randomized Trial[J]. Int J Radiat Oncol Biol Phys, 2008, 72(3): 695-701.

[65] Robinson CG, Patel AP, Bradley JD, et al. Postoperative radiotherapy for pathologic N2 non-small-cell lung cancer treated with adjuvant chemotherapy: a review of the National Cancer Data Base[J]. J Clin Oncol, 2015, 33(8): 870-876.

[66] Corso CD, Rutter CE, Wilson LD, et al. Re-evaluation of the role of postoperative radiotherapy and the impact of radiation dose for non-small-cell lung cancer using the National Cancer Database[J]. J Thorac Oncol, 2015, 10(1): 148-155.

[67] Mikell J L, Gillespie TW, Hall WA, et al. Postoperative radiotherapy is associated with better survival in non-small cell lung cancer with involved N2 lymph nodes: results of an analysis of the National Cancer Data Base[J]. J Thorac Oncol, 2015, 10(3): 462-471.

[68] Francis S, Orton A, Stoddard G, et al. Sequencing of Postoperative Radiotherapy and Chemotherapy for Locally Advanced or Incompletely Resected Non-Small-Cell Lung Cancer[J]. J Clin Oncol, 2018, 36(4): 333-341.

[69] Hancock JG, Rosen JE, Antonicelli A, et al. Impact of adjuvant treatment for microscopic residual disease after non-small cell lung cancer surgery[J]. Ann Thorac Surg, 2015, 99(2): 406-413.

[70] O'Rourke N, Roqué I Figuls M, Farré Bernadó N, et al. Concurrent chemoradiotherapy in non-small cell lung cancer[J]. Cochrane Database Syst Rev, 2010, (6): CD002140.

[71] Aupérin A, Le Péchoux C, Rolland E, et al. Meta-analysis of concomitant versus sequential radiochemotherapy in locally advanced non-small-cell lung cancer[J]. J Clin Oncol, 2010, 28(13): 2181-2190.

[72] Curran WJ Jr, Paulus R, Langer CJ, et al. Sequential vs. concurrent chemoradiation for stage III non-small cell lung cancer: randomized phase III trial RTOG 9410[J]. J Natl Cancer Inst, 2011, 103(19): 1452-1460.

[73] Vokes EE, Herndon JE, 2nd, Kelley MJ, et al. Induction chemotherapy followed by chemoradiotherapy compared with chemoradiotherapy alone for regionally advanced unresectable stage III Non-small-cell lung cancer: Cancer and Leukemia Group B[J]. J Clin Oncol, 2007, 25(13): 1698-1704.

[74] Gandara DR, Chansky K, Albain KS, et al. Consolidation docetaxel after concurrent chemoradiotherapy in stage IIIB non-small-cell lung cancer: phase II Southwest Oncology Group Study S9504[J]. J Clin

Oncol,2003,21(10):2004-2010.

[75] Hanna N, Neubauer M, Yiannoutsos C, et al. Phase III study of cisplatin, etoposide, and concurrent chest radiation with or without consolidation docetaxel in patients with inoperable stage III non-small-cell lung cancer: the Hoosier Oncology Group and U.S. Oncology[J]. J Clin Oncol,2008,26(35):5755-5760.

[76] Ahn JS, Ahn YC, Kim JH, et al. Multinational Randomized Phase III Trial With or Without Consolidation Chemotherapy Using Docetaxel and Cisplatin After Concurrent Chemoradiation in Inoperable Stage III Non-Small-Cell Lung Cancer: KCSG-LU05-04[J]. J Clin Oncol, 2015,33(24):2660-2666.

[77] Higgins K, Chino JP, Marks LB, et al. Preoperative chemotherapy versus preoperative chemoradiotherapy for stage III (N2) non-small-cell lung cancer[J]. Int J Radiat Oncol Biol Phys,2009, 75(5):1462-1467.

[78] Thomas M, Rube C, Hoffknecht P, et al. Effect of preoperative chemoradiation in addition to preoperative chemotherapy: a randomised trial in stage III non-small-cell lung cancer[J]. Lancet. Oncol,2008, 9(7):636-648.

[79] Albain KS, Swann RS, Rusch VW, et al. Radiotherapy plus chemotherapy with or without surgical resection for stage III non-small-cell lung cancer: a phase III randomised controlled trial[J]. Lancet,2009,374(9687):379-386.

[80] Suntharalingam M, Paulus R, Edelman MJ, et al. Radiation therapy oncology group protocol 02-29: a phase II trial of neoadjuvant therapy with concurrent chemotherapy and full-dose radiation therapy followed by surgical resection and consolidative therapy for locally advanced non-small cell carcinoma of the lung[J]. Int J Radiat Oncol Biol Phys,2012,84(2):456-463.

[81] Pless M, Stupp R, Ris HB, et al. Induction chemoradiation in stage IIIA/N2 non-small-cell lung cancer: a phase 3 randomised trial[J]. Lancet,2015,386(9998):1049-1056.

[82] Eberhardt WE, Pottgen C, Gauler TC, et al. Phase III Study of Surgery Versus Definitive Concurrent Chemoradiotherapy Boost in Patients With Resectable Stage IIIA(N2) and Selected IIIB Non-Small-Cell Lung Cancer After Induction Chemotherapy and Concurrent Chemoradiotherapy (ESPATUE)[J]. J Clin Oncol, 2015,33(35):4194-4201.

[83] Okada M, Tsubota N, Yoshimura M, et al. Proposal for reasonable mediastinal lymphadenectomy in bronchogenic carcinomas: role of subcarinal nodes in selective dissection[J]. J Thorac Cardiovasc Surg, 1998,116(6):949-953.

[84] Asamura H, Nakayama H, Kondo H, et al. Lobe-specific extent of systematic lymph node dissection for non-small cell lung carcinomas according to a retrospective study of metastasis and prognosis[J]. J Thorac Cardiovasc Surg,1999,117(6):1102-1111.

[85] Kotoulas CS, Foroulis CN, Kostikas K, et al. Involvement of lymphatic metastatic spread in non-small cell lung cancer accordingly to the primary cancer location[J]. Lung cancer,2004,44(2):183-191.

[86] 谢远财,李运,刘彦国,等. 直径≤3 cm的周围型非小细胞肺癌纵隔淋巴结转移规律的初步研究[J]. 中国微创外科杂志, 2010,10(7):577-580.

[87] Naruke T, Tsuchiya R, Kondo H, et al. Lymph node sampling in lung cancer: how should it be done?[J]. Eur J Cardiothorac Surg, 1999, 16 (Suppl 1): S17-S24.

[88] Ichinose Y, Kato H, Koike T, et al. Completely resected stage IIIA non-small cell lung cancer: the significance of primary tumor location and N2 station[J]. J Thorac Cardiovasc Surg, 2001, 122(4): 803-808.

[89] Cerfolio RJ, Bryant AS. Distribution and likelihood of lymph node metastasis based on the lobar location of nonsmall-cell lung cancer[J]. Ann Thorac Surg, 2006, 81(6): 1969-1973.

[90] Kelsey CR, Light KL, Marks LB. Patterns of failure after resection of non-small-cell lung cancer: implications for postoperative radiation therapy volumes[J]. Int J Radiat Oncol Biol Phys, 2006, 65(4): 1097-1105.

[91] Bradley JD, Paulus R, Komaki R, et al. Standard-dose versus high-dose conformal radiotherapy with concurrent and consolidation carboplatin plus paclitaxel with or without cetuximab for patients with stage IIIA or IIIB non-small-cell lung cancer (RTOG 0617): a randomised, two-by-two factorial phase 3 study[J]. Lancet Oncol, 2015, 16(2): 187-199.

[92] Brower JV, Amini A, Chen S, et al. Improved survival with dose-escalated radiotherapy in stage III non-small-cell lung cancer: analysis of the National Cancer Database[J]. Ann Oncol, 2016, 27(10): 1887-1894.

[93] Nyman J, Bergström S, Björkestrand H, et al. MA05.07 Dose Escalated Chemo-RT to 84 Gy in Stage III NSCLC Appears Excessively Toxic: Results from a Randomized Phase II Trial[J]. J Thorac Oncol, 2018, 13(10): S373

[94] Sher DJ, Fidler MJ, Seder CW, et al. Relationship Between Radiation Therapy Dose and Outcome in Patients Treated With Neoadjuvant Chemoradiation Therapy and Surgery for Stage IIIA Non-Small Cell Lung Cancer: A Population-Based, Comparative Effectiveness Analysis[J]. Int J Radiat Oncol Biol Phys, 2015, 92(2): 307-316.

[95] Feigenberg SJ, Hanlon AL, Langer C, et al. A phase II study of concurrent carboplatin and paclitaxel and thoracic radiotherapy for completely resected stage II and IIIA non-small cell lung cancer[J]. J Thorac Oncol, 2007, 2(4): 287-292.

[96] Ardizzoni A, Boni L, Tiseo M, et al. Cisplatin- versus carboplatin-based chemotherapy in first-line treatment of advanced non-small-cell lung cancer: an individual patient data meta-analysis[J]. J Natl Cancer Inst, 2007, 99(11): 847-857.

[97] Liew MS, Sia J, Starmans MH, et al. Comparison of toxicity and outcomes of concurrent radiotherapy with carboplatin/paclitaxel or cisplatin/etoposide in stage III non-small cell lung cancer[J]. Cancer Med, 2013, 2(6): 916-924.

[98] Strauss GM, Herndon JE, 2nd, Maddaus M A, et al. Adjuvant paclitaxel plus carboplatin compared with observation in stage IB non-small-cell lung cancer: CALGB 9633 with the Cancer and Leukemia Group B, Radiation Therapy Oncology Group, and North Central Cancer Treatment Group Study Groups[J]. J Clin Oncol, 2008, 26(31): 5043-5051.

[99] Liang J，Bi N，Wu S，et al. Etoposide and cisplatin versus paclitaxel and carboplatin with concurrent thoracic radiotherapy in unresectable stage III non-small cell lung cancer：a multicenter randomized phase III trial[J]. Ann Oncol，2017，28(4)：777-783.

[100] Ciuleanu T，Brodowicz T，Zielinski C，et al. Maintenance pemetrexed plus best supportive care versus placebo plus best supportive care for non-small-cell lung cancer：a randomised，double-blind，phase 3 study[J]. Lancet，2009，374(9699)：1432-1440.

[101] Zheng Y，Fang W，Deng J，et al. Sequential treatment of icotinib after first-line pemetrexed in advanced lung adenocarcinoma with unknown EGFR gene status[J]. J Thorac Dis，2014，6(7)：958-964.

[102] Choy H，Gerber DE，Bradley JD，et al. Concurrent pemetrexed and radiation therapy in the treatment of patients with inoperable stage III non-small cell lung cancer：a systematic review of completed and ongoing studies[J]. Lung cancer，2015，87(3)：232-240.

[103] Choy H，Schwartzberg LS，Dakhil SR，et al. Phase 2 study of pemetrexed plus carboplatin，or pemetrexed plus cisplatin with concurrent radiation therapy followed by pemetrexed consolidation in patients with favorable-prognosis inoperable stage IIIA/B non-small-cell lung cancer[J]. J Thorac Oncol，2013，8(10)：1308-1316.

[104] Govindan R，Bogart J，Stinchcombe T，et al. Randomized phase II study of pemetrexed，carboplatin，and thoracic radiation with or without cetuximab in patients with locally advanced unresectable non-small-cell lung cancer：Cancer and Leukemia Group B trial 30407[J]. J Clin Oncol，2011，29(23)：3120-3125.

[105] Senan S，Brade A，Wang LH，et al. PROCLAIM：Randomized Phase III Trial of Pemetrexed-Cisplatin or Etoposide-Cisplatin Plus Thoracic Radiation Therapy Followed by Consolidation Chemotherapy in Locally Advanced Nonsquamous Non-Small-Cell Lung Cancer[J]. J Clin Oncol，2016，34(9)：953-962.

[106] Kelly K，Chansky K，Gaspar LE，et al. Phase III trial of maintenance gefitinib or placebo after concurrent chemoradiotherapy and docetaxel consolidation in inoperable stage III non-small-cell lung cancer：SWOG S0023[J]. J Clin Oncol，2008，26(15)：2450-2456.

[107] Akamatsu H，Harada H，Tokunaga S，et al. A phase II study of gefitinib with concurrent thoracic radiotherapy in patients with unresectable，stage III non-small-cell lung cancer harboring EGFR mutations (WJOG6911L)[J]. Clin Lung Cancer，2019，20(1)：e25-e27.

[108] Hotta K，Sasaki J，Saeki S，et al. Gefitinib Combined With Standard Chemoradiotherapy in EGFR-Mutant Locally Advanced Non-Small-Cell Lung Cancer：The LOGIK0902/OLCSG0905 Intergroup Study Protocol[J]. Clin Lung Cancer，2016，17(1)：75-79.

[109] Antonia SJ，Villegas A，Daniel D，et al. Overall Survival with Durvalumab after Chemoradiotherapy in Stage III NSCLC[J]. N Engl J Med，2018，379(24)：2342-2350.

[110] NCCN.The NCCN non-small cell lung cancer clinical practice guidelines in oncology (version 4.2019)[EB/OL]. Fort Washington：NCCN，2019[2019-04-29]. https://www.nccn.org/professionals/physician_gls/pdf/nscl.pdf

[111] Komaki R，Roh J，Cox JD，et al. Superior sulcus tumors：results of irradiation of 36 patients[J]. Cancer，1981，48(7)：1563-1568.

[112] Arcasoy SM, Jett JR. Superior pulmonary sulcus tumors and Pancoast's syndrome[J]. N Engl J Med, 1997, 337(19): 1370-1376.

[113] Marulli G, Battistella L, Mammana M, et al. Superior sulcus tumors (Pancoast tumors)[J]. Ann Transl Med, 2016, 4(12): 239.

[114] Shaw RR, Paulson DL, Kee JL. Treatment of Superior Sulcus Tumor by Irradiation Followed by Resection[J]. Ann Surg, 1961, 154(1): 29-40.

[115] Heelan RT, Demas BE, Caravelli JF, et al. Superior sulcus tumors: CT and MR imaging[J]. Radiology, 1989, 170(3 Pt 1): 637-641.

[116] Kunitoh H, Kato H, Tsuboi M, et al. Phase II trial of preoperative chemoradiotherapy followed by surgical resection in patients with superior sulcus non-small-cell lung cancers: report of Japan Clinical Oncology Group trial 9806[J]. J Clin Oncol, 2008, 26(4): 644-649.

[117] Rusch VW, Giroux DJ, Kraut MJ, et al. Induction chemoradiation and surgical resection for superior sulcus non-small-cell lung carcinomas: long-term results of Southwest Oncology Group Trial 9416 (Intergroup Trial 0160)[J]. J Clin Oncol, 2007, 25(3): 313-318.

[118] Kozower BD, Larner JM, Detterbeck FC, et al. Special treatment issues in non-small cell lung cancer: Diagnosis and management of lung cancer, 3rd ed: American College of Chest Physicians evidence-based clinical practice guidelines[J]. Chest, 2013, 143(5 Suppl): e369S-e399S.

[119] Barnes JB, Johnson SB, Dahiya RS, et al. Concomitant weekly cisplatin and thoracic radiotherapy for Pancoast tumors of the lung: pilot experience of the San Antonio Cancer Institute[J]. Am J Clin Oncol, 2002, 25(1): 90-92.

[120] Pourel N, Santelmo N, Naafa N, et al. Concurrent cisplatin/etoposide plus 3D-conformal radiotherapy followed by surgery for stage IIB (superior sulcus T3N0)/III non-small cell lung cancer yields a high rate of pathological complete response[J]. Eur J Cardiothorac Surg, 2008, 33(5): 829-836.

[121] Bilsky MH, Vitaz TW, Boland PJ, et al. Surgical treatment of superior sulcus tumors with spinal and brachial plexus involvement[J]. J Neurosurg, 2002, 97(3 Suppl): 301-309.

[122] Gandhi S, Walsh GL, Komaki R, et al. A multidisciplinary surgical approach to superior sulcus tumors with vertebral invasion[J]. Ann Thorac Surg, 1999, 68(5): 1778-1784; discussion 1784-1785.

[123] Paulson DL. Carcinomas in the superior pulmonary sulcus[J]. J Thorac Cardiovasc Surg, 1975, 70(6): 1095-1104.

[124] Albain KS, Rusch VW, Crowley JJ, et al. Concurrent cisplatin/etoposide plus chest radiotherapy followed by surgery for stages IIIA (N2) and IIIB non-small-cell lung cancer: mature results of Southwest Oncology Group phase II study 8805[J]. J Clin Oncol, 1995, 13(8): 1880-1892.

[125] Martinez-Monge R, Herreros J, Aristu JJ, et al. Combined treatment in superior sulcus tumors[J]. Am J Clin Oncol, 1994, 17(4): 317-322.

[126] Gomez DR, Cox JD, Roth JA, et al. A prospective phase 2 study of surgery followed by chemotherapy and radiation for superior sulcus tumors[J]. Cancer, 2012, 118(2): 444-451.

[127] Belani CP, Choy H, Bonomi P, et al. Combined chemoradiotherapy

regimens of paclitaxel and carboplatin for locally advanced non-small-cell lung cancer: a randomized phase II locally advanced multi-modality protocol[J]. J Clin Oncol, 2005, 23(25): 5883-5891.

[128] Morgensztern D, Ng SH, Gao F, et al. Trends in stage distribution for patients with non-small cell lung cancer: a National Cancer Database survey[J]. J Thorac Oncol, 2010, 5(1): 29-33.

[129] Halperin EC, Perez CA, Brady LW. Perez and Brady's Principles and Practice of Radiation Oncology[M]. Fifth Edithion. Chapter 48 Lung. Wolters Kluwer Health/Lippincott Williams & Wilkins, 2008.

[130] Hellman S, Weichselbaum RR. Oligometastases[J]. J Clin Oncol, 1995, 13(1): 8-10.

[131] Ashworth AB, Senan S, Palma DA, et al. An individual patient data metaanalysis of outcomes and prognostic factors after treatment of oligometastatic non-small-cell lung cancer[J]. Clin Lung Cancer, 2014, 15(5): 346-355.

[132] Petrelli F, Ghidini A, Cabiddu M, et al. Addition of radiotherapy to the primary tumour in oligometastatic NSCLC: A systematic review and meta-analysis[J]. Lung cancer, 2018, 126: 194-200.

[133] Iyengar P, Kavanagh BD, Wardak Z, et al. Phase II trial of stereotactic body radiation therapy combined with erlotinib for patients with limited but progressive metastatic non-small-cell lung cancer[J]. J Clin Oncol, 2014, 32(34): 3824-3830.

[134] Collen C, Christian N, Schallier D, et al. Phase II study of stereotactic body radiotherapy to primary tumor and metastatic locations in oligometastatic nonsmall-cell lung cancer patients[J]. Ann Oncol, 2014, 25(10): 1954-1959.

[135] Su SF, Hu YX, Ouyang WW, et al. Overall survival and toxicities regarding thoracic three-dimensional radiotherapy with concurrent chemotherapy for stage IV non-small cell lung cancer: results of a prospective single-center study[J]. BMC cancer, 2013, 13: 474.

[136] De Ruysscher D, Wanders R, van Baardwijk A, et al. Radical treatment of non-small-cell lung cancer patients with synchronous oligometastases: long-term results of a prospective phase II trial (Nct01282450)[J]. J Thorac Oncol, 2012, 7(10): 1547-1555.

[137] Gomez DR, Blumenschein GR, Jr., Lee JJ, et al. Local consolidative therapy versus maintenance therapy or observation for patients with oligometastatic non-small-cell lung cancer without progression after first-line systemic therapy: a multicentre, randomised, controlled, phase 2 study[J]. Lancet Oncol, 2016, 17(12): 1672-1682.

[138] Iyengar P, Wardak Z, Gerber DE, et al. Consolidative Radiotherapy for Limited Metastatic Non-Small-Cell Lung Cancer: A Phase 2 Randomized Clinical Trial[J]. JAMA Oncol, 2018, 4(1): e173501.

[139] Palma DA, Olson R, Harrow S, et al. Stereotactic ablative radiotherapy versus standard of care palliative treatment in patients with oligometastatic cancers (SABR-COMET): a randomised, phase 2, open-label trial[J]. Lancet, 2019, 393: 2051-2058.

[140] Parikh RB, Cronin AM, Kozono DE, et al. Definitive primary therapy in patients presenting with oligometastatic non-small cell lung cancer[J]. Int J Radiat Oncol Biol Phys, 2014, 89(4): 880-887.

[141] Sheu T, Heymach JV, Swisher SG, et al. Propensity score-matched analysis of comprehensive local therapy for oligometastatic non-small cell lung cancer that did not progress after front-line chemotherapy[J].

Int J Radiat Oncol Biol Phys, 2014, 90(4): 850-857.

[142] Rodrigues G, Macbeth F, Burmeister B, et al. Consensus statement on palliative lung radiotherapy: third international consensus workshop on palliative radiotherapy and symptom control[J]. Clin Lung Cancer, 2012, 13(1): 1-5.

[143] Koshy M, Malik R, Mahmood U, et al. Comparative effectiveness of aggressive thoracic radiation therapy and concurrent chemoradiation therapy in metastatic lung cancer[J]. Pract Radiat Oncol, 2015, 5(6): 374-382.

[144] Rodrigues G, Videtic GM, Sur R, et al. Palliative thoracic radiotherapy in lung cancer: An American Society for Radiation Oncology evidence-based clinical practice guideline[J]. Pract Radiat Oncol, 2011, 1(2): 60-71.

[145] Fairchild A, Harris K, Barnes E, et al. Palliative thoracic radiotherapy for lung cancer: a systematic review[J]. J Clin Oncol, 2008, 26(24): 4001-4011.

[146] Medical Research Council Lung Cancer Working Party. A Medical Research Council (MRC) randomised trial of palliative radiotherapy with two fractions or a single fraction in patients with inoperable non-small-cell lung cancer (NSCLC) and poor performance status[J]. Br J Cancer, 1992, 65(6): 934-941.

[147] Cross C K, Berman S, Buswell L, et al. Prospective study of palliative hypofractionated radiotherapy (8.5 Gy x 2) for patients with symptomatic non-small-cell lung cancer[J]. Int J Radiat Oncol Biol Phys, 2004, 58(4): 1098-1105.

[148] 石远凯, 孙燕, 于金明, 等. 中国肺癌脑转移诊治专家共识 (2017版)[J]. 中国肺癌杂志, 2017, 20(1): 1-12

[149] Flannery TW, Suntharalingam M, Regine WF, et al. Long-term survival in patients with synchronous, solitary brain metastasis from non-small-cell lung cancer treated with radiosurgery[J]. Int J Radiat Oncol Biol Phys, 2008, 72(1): 19-23.

[150] Yamamoto M, Serizawa T, Shuto T, et al. Stereotactic radiosurgery for patients with multiple brain metastases (JLGK0901): a multi-institutional prospective observational study[J]. Lancet Oncol, 2014, 15(4): 387-395.

[151] Mintz A, Perry J, Spithoff K, et al. Management of single brain metastasis: a practice guideline[J]. Curr Oncol, 2007, 14(4): 131-143.

[152] Mintz AH, Kestle J, Rathbone MP, et al. A randomized trial to assess the efficacy of surgery in addition to radiotherapy in patients with a single cerebral metastasis[J]. Cancer, 1996, 78(7): 1470-1476.

[153] Patchell RA, Tibbs PA, Walsh JW, et al. A randomized trial of surgery in the treatment of single metastases to the brain[J]. N Engl J Med, 1990, 322(8): 494-500.

[154] Vecht CJ, Haaxma-Reiche H, Noordijk EM, et al. Treatment of single brain metastasis: radiotherapy alone or combined with neurosurgery?[J]. Ann Neurol, 1993, 33(6): 583-590.

[155] Paek SH, Audu PB, Sperling MR, et al. Reevaluation of surgery for the treatment of brain metastases: review of 208 patients with single or multiple brain metastases treated at one institution with modern neurosurgical techniques[J]. Neurosurgery, 2005, 56(5): 1021-1034; discussion 1034.

[156] Stark AM，Tscheslog H，Buhl R，et al. Surgical treatment for brain metastases：prognostic factors and survival in 177 patients[J]. Neurosurg Rev，2005，28(2)：115-119.

[157] Patchell RA，Tibbs PA，Regine WF，et al. Postoperative radiotherapy in the treatment of single metastases to the brain：a randomized trial[J].Jama，1998，280(17)：1485-1489.

[158] Mahajan A，Ahmed S，McAleer MF，et al. Post-operative stereotactic radiosurgery versus observation for completely resected brain metastases：a single-centre，randomised，controlled，phase 3 trial[J]. Lancet Oncol，2017，18(8)：1040-1048.

[159] Brown PD，Ballman KV，Cerhan JH，et al. Postoperative stereotactic radiosurgery compared with whole brain radiotherapy for resected metastatic brain disease (NCCTG N107C/CEC.3)：a multicentre，randomised，controlled，phase 3 trial[J]. Lancet Oncol，2017，18(8)：1049-1060.

[160] Suh JH. Stereotactic radiosurgery for the management of brain metastases[J]. N Engl J Med，2010，362(12)：1119-1127.

[161] Qin H，Wang C，Jiang Y，et al. Patients with single brain metastasis from non-small cell lung cancer equally benefit from stereotactic radiosurgery and surgery：a systematic review[J]. Med Sci Monit，2015，21：144-152.

[162] Muacevic A，Wowra B，Siefert A，et al. Microsurgery plus whole brain irradiation versus Gamma Knife surgery alone for treatment of single metastases to the brain：a randomized controlled multicentre phase III trial[J].J Neurooncol，2008，87(3)：299-307.

[163] Kondziolka D，Patel A，Lunsford LD，et al. Stereotactic radiosurgery plus whole brain radiotherapy versus radiotherapy alone for patients with multiple brain metastases[J]. Int J Radiat Oncol Biol Phys，1999，45(2)：427-434.

[164] Andrews DW，Scott CB，Sperduto PW，et al. Whole brain radiation therapy with or without stereotactic radiosurgery boost for patients with one to three brain metastases：phase III results of the RTOG 9508 randomised trial[J]. Lancet，2004，363(9422)：1665-1672.

[165] Aoyama H，Shirato H，Tago M，et al. Stereotactic radiosurgery plus whole-brain radiation therapy vs stereotactic radiosurgery alone for treatment of brain metastases：a randomized controlled trial[J]. Jama，2006，295(21)：2483-2491.

[166] Chang EL，Wefel JS，Hess KR，et al. Neurocognition in patients with brain metastases treated with radiosurgery or radiosurgery plus whole-brain irradiation：a randomised controlled trial[J]. Lancet Oncol，2009，10(11)：1037-1044.

[167] Kocher M，Soffietti R，Abacioglu U，et al. Adjuvant whole-brain radiotherapy versus observation after radiosurgery or surgical resection of one to three cerebral metastases：results of the EORTC 22952-26001 study[J].J Clin Oncol，2011，29(2)：134-141.

[168] Brown PD，Jaeckle K，Ballman KV，et al. Effect of Radiosurgery Alone vs Radiosurgery With Whole Brain Radiation Therapy on Cognitive Function in Patients With 1 to 3 Brain Metastases：A Randomized Clinical Trial[J].Jama，2016，316(4)：401-409.

[169] Aoyama H，Tago M and Shirato H. Stereotactic Radiosurgery With or Without Whole-Brain Radiotherapy for Brain Metastases：Secondary Analysis of the JROSG 99-1 Randomized Clinical Trial[J]. JAMA

Oncol,2015,1(4):457-464.

[170] Soltys SG, Seiger K, Modlin LA, et al. A Phase I/II Dose-Escalation Trial of 3-Fraction Stereotactic Radiosurgery (SRS) for Large Resection Cavities of Brain Metastases[J]. Int J Radiat Oncol Biol Phys,2015,93(3):S38.

[171] Soliman H, Ruschin M, Angelov L, et al. Consensus Contouring Guidelines for Postoperative Completely Resected Cavity Stereotactic Radiosurgery for Brain Metastases[J]. Int J Radiat Oncol Biol Phys, 2018,100(2):436-442.

[172] Shaw E, Scott C, Souhami L, et al. Single dose radiosurgical treatment of recurrent previously irradiated primary brain tumors and brain metastases: final report of RTOG protocol 90-05[J]. Int J Radiat Oncol Biol Phys,2000,47(2):291-298.

[173] Shi AH, Zhu GY, Yu R, et al. Whole brain irradiation for non-small-cell lung cancer with brain metastasis[J]. Zhonghua zhong liu za zhi, 2007,29(7):545-548.

[174] Mulvenna P, Nankivell M, Barton R, et al. Dexamethasone and supportive care with or without whole brain radiotherapy in treating patients with non-small cell lung cancer with brain metastases unsuitable for resection or stereotactic radiotherapy (QUARTZ): results from a phase 3, non-inferiority, randomised trial[J]. Lancet, 2016,388(10055):2004-2014.

[175] Gondi V, Pugh SL, Tome WA, et al. Preservation of memory with conformal avoidance of the hippocampal neural stem-cell compartment during whole-brain radiotherapy for brain metastases (RTOG 0933): a phase II multi-institutional trial[J]. J Clin Oncol,

2014,32(34):3810-3816.

[176] Cox BW, Spratt DE, Lovelock M, et al. International Spine Radiosurgery Consortium consensus guidelines for target volume definition in spinal stereotactic radiosurgery[J]. Int J Radiat Oncol Biol Phys,2012,83(5):e597-605.

[177] Dunne EM, Fraser IM, Liu M. Stereotactic body radiation therapy for lung, spine and oligometastatic disease: current evidence and future directions[J]. Ann Transl Med,2018,6(14):283.

[178] Milas L, Hunter NR, Mason KA, et al. Enhancement of tumor radioresponse of a murine mammary carcinoma by paclitaxel[J]. Cancer Res,1994,54(13):3506-3510.

[179] Ural AU, Yilmaz MI, Avcu F, et al. The bisphosphonate zoledronic acid induces cytotoxicity in human myeloma cell lines with enhancing effects of dexamethasone and thalidomide[J]. Int J Hematol,2003, 78(5):443-449.

[180] Chow E, Harris K, Fan G, et al. Palliative radiotherapy trials for bone metastases: a systematic review[J]. J Clin Oncol,2007,25(11): 1423-1436.

[181] Lutz S, Berk L, Chang E, et al. Palliative radiotherapy for bone metastases: an ASTRO evidence-based guideline[J]. Int J Radiat Oncol Biol Phys,2011,79(4):965-976.

[182] Postmus PE, Kerr KM, Oudkerk M. Early and locally advanced non-small-cell lung cancer(NSCLC): ESMO Clinical Practice Guidelines for diagnosis, treatment and follow-up[J]. Ann Oncol,2017, 28(suppl_4):iv1-iv21.

[183] Everitt S, Herschtal A, Callahan J, et al. High rates of tumor

growth and disease progression detected on serial pretreatment fluorodeoxyglucose-positron emission tomography/computed tomography scans in radical radiotherapy candidates with nonsmall cell lung cancer[J]. Cancer, 2010, 116(21): 5030-5037.

[184] Mohammed N, Kestin LL, Grills IS, et al. Rapid disease progression with delay in treatment of non-small-cell lung cancer[J]. Int J Radiat Oncol Biol Phys, 2011, 79(2): 466-472.

[185] Kissick MW, Mackie TR. Task Group 76 Report on 'The management of respiratory motion in radiation oncology' [Med. Phys. 33, 3874-3900 (2006)][J]. Med Phys, 2009, 36(12): 5721-5722.

[186] MacManus M, Nestle U, Rosenzweig KE, et al. Use of PET and PET/CT for radiation therapy planning: IAEA expert report 2006-2007[J]. Radiother Oncol, 2009, 91(1): 85-94.

[187] Bethesda. Prescribing, Rercording and Reporting Photon Beam Therapy (Supplement to ICRU Report 50)[M]. ICRU Report 62. ICRU, PP. IX+52, 1999.

[188] Carey JP. ICRU Report No. 87: Radiation dose and image-quality assessment in computed tomography[R]. International Commission on Radiation Units and Measurements, 2012.

[189] Bradley J, Bae K, Choi N, et al. A phase II comparative study of gross tumor volume definition with or without PET/CT fusion in dosimetric planning for non-small-cell lung cancer (NSCLC): primary analysis of Radiation Therapy Oncology Group (RTOG) 0515[J]. Int J Radiat Oncol Biol Phys, 2012, 82(1): 435-441.e431.

[190] 朱广迎, 石安辉, 吴昊, 等. 肺癌调强放疗中靶区规划新概念--IGTV和ICTV[J]. 中华放射肿瘤学杂志, 2006, 15(1): 72.

[191] Giraud P, Antoine M, Larrouy A, et al. Evaluation of microscopic tumor extension in non-small-cell lung cancer for three-dimensional conformal radiotherapy planning[J]. Int J Radiat Oncol Biol Phys, 2000, 48(4): 1015-1024.

[192] Rosenzweig K E, Sura S, Jackson A, et al. Involved-field radiation therapy for inoperable non small-cell lung cancer[J]. J Clin Oncol, 2007, 25(35): 5557-5561.

[193] Sanuki-Fujimoto N, Sumi M, Ito Y, et al. Relation between elective nodal failure and irradiated volume in non-small-cell lung cancer (NSCLC) treated with radiotherapy using conventional fields and doses[J]. Radiother Oncol, 2009, 91(3): 433-437.

[194] Stojkovski I. Elective nodal irradiation (ENI) does not appear to provide a clear benefit for patients with unresectable non-small-cell lung cancer (NSCLC): in regard to Schild et al. (Int J Radiat Oncol Biol Phys 2008; 72: 335-342)[J]. Int J Radiat Oncol Biol Phys, 2009, 73(5): 1604-1605; author reply 1605.

[195] Nestle U, De Ruysscher D, Ricardi U, et al. ESTRO ACROP guidelines for target volume definition in the treatment of locally advanced non-small cell lung cancer[J]. Radiother Oncol, 2018, 127(1): 1-5.

[196] Spoelstra F O, Senan S, Le Pechoux C, et al. Variations in target volume definition for postoperative radiotherapy in stage III non-small-cell lung cancer: analysis of an international contouring study[J]. Int J Radiat Oncol Biol Phys, 2010, 76(4): 1106-1113.

[197] Zheng Y, Shi A, Wang W, et al. Posttreatment Immune Parameters Predict Cancer Control and Pneumonitis in Stage I Non-Small-

Cell Lung Cancer Patients Treated With Stereotactic Ablative Radiotherapy[J]. Clin Lung Cancer, 2018, 19(4): e399-e404.

[198] 王绿化, 傅小龙, 陈明, 等. 放射性肺损伤的诊断及治疗[J]. 中华放射肿瘤学杂志, 2015, 24(1): 4-9.

[199] US Department of Health. Common terminology criteria for adverse events (CTCAE) version 4.0. May 28, 2009 (v4.03: June 14, 2010). 2010. https://evs.nci.nih.gov/ftp1/CTCAE/CTCAE_4.03/CTCAE_4.03_2010-06-14_QuickReference_5x7.pdf

第四章　非小细胞肺癌病例与靶区定义

病例1：SBRT（图4-1~图4-3）

患者，男，79岁，因"间断咳嗽5个月余"就诊。

患者于就诊前5个月余无明显诱因出现间断咳嗽，为单声干咳，晚间稍频繁，无咳痰、胸闷胸痛、发热、声音嘶哑、咯血、乏力、消瘦等症状。既往史：高血压病史24年，血压最高160/100 mmHg，口服药物控制，平素血压135/90 mmHg；2型糖尿病史15年，口服药物控制，血糖基本正常；10年前诊断冠状动脉粥样硬化性心脏病。吸烟50余年，20支/天。查体：ECOG 1级，双颈部及双侧锁骨上区未触及肿大淋巴结；双下肺可及Velcro啰音；余查体无特殊。胸部增强CT示：右肺上叶见软组织密度结节，大小约23 mm×13 mm，中等程度强化，边界清楚，周围可见分叶及毛刺，未见明确肿大淋巴结，双肺间质纤维化改变。PET/CT示：右肺上叶尖段见软组织结节，形态欠规则，伴放射性浓聚，SUVmax 7.4，大小约22 mm×13 mm；纵隔及双肺门未见异常肿大淋巴结或放射性浓聚。CT引导下经皮穿刺活检病理示：（右肺）中分化腺癌，伴坏死。免疫组化示：TTF-1（+），Ki67（+10%），NapsinA（-），CK7（+），ALK-Ventana（-），ROS1（-）。肺功能：通气功能正常，肺总量正常，弥散功能降低（DLCO 43.4%预测值）。肿瘤标志物未见异常。

诊断

右肺上叶周围型中分化腺癌 cT1cN0M0 IA3 期（AJCC 8th）

高血压病（2 级，极高危）

冠状动脉粥样硬化性心脏病

2 型糖尿病

肺纤维化

治疗原则　多学科会诊意见：患者高龄，合并高血压病、2 型糖尿病及冠心病，且有长期大量吸烟史，双肺间质纤维化改变。外科评估不能耐受手术，首选体部立体定向放疗。

治疗方案　体部立体定向放疗，处方剂量：95%PTV 50 Gy/5f，1 次 / 天，5 次 / 周。

靶区勾画说明

❖ IGTV（内在大体肿瘤体积）为包含呼吸动度的原发肿瘤大体体积。在 4D-CT 的 MIP（最大密度投影）图像、肺窗逐层勾画 IGTV，并确保每个时相中均充分包括 GTV。

■ IGTV

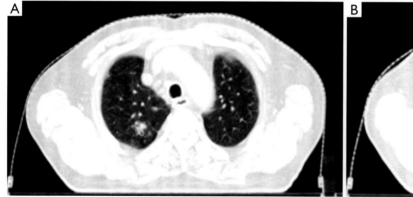
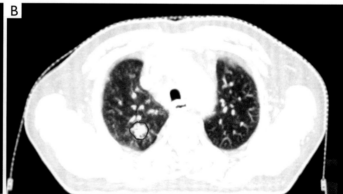

图4-1　主动脉弓上缘水平（IGTV上界，A为CT图像，B为MIP图像）

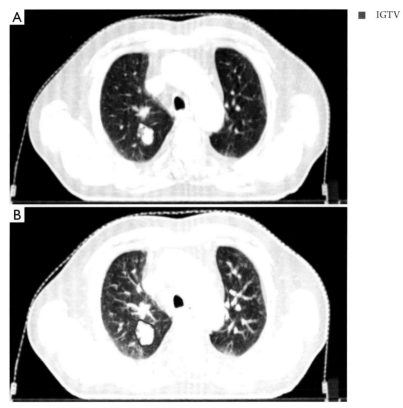

■ IGTV

图4-2　主动脉弓上缘下1 cm水平（IGTV中间层面，A为CT图像，B为MIP图像）

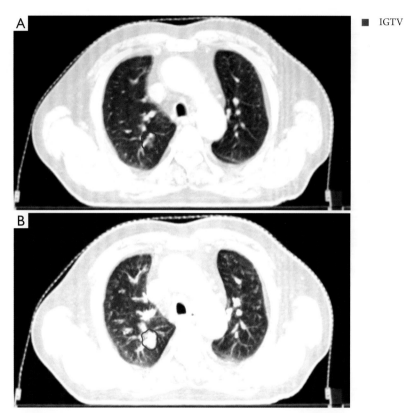

■ IGTV

图4-3　主动脉弓上缘下2 cm水平（IGTV下界，A为CT图像，B为MIP图像）

病例2：术后（图4-4~图4-9）

患者，女，64岁，因"间断咳嗽6个月，右肺上叶切除术后4个月"就诊。

患者于就诊前6个月无明显诱因出现间断咳嗽，为干咳，无咳痰、咯血、胸闷胸痛、发热、声音嘶哑、乏力、消瘦等症状。癌胚抗原（carcinoembryonic antigen，CEA）26.18 ng/mL。胸部增强CT示：右肺上叶软组织密度肿块，大小约22 mm×28 mm；右肺门及纵隔内多发小淋巴结，直径约4~5 mm，无显著强化。气管镜检查未见异常。PET/CT示：右肺上叶团块状放射性异常浓聚灶，SUVmax 11.1，较大截面积约22 mm×30 mm；右肺门及纵隔内多发点状放射性浓聚影，SUVmax 2.4，大者直径约为5 mm。头部增强MRI未见转移征象。就诊前4个月行右肺上叶切除术+淋巴结清扫术，术后病理示：（右肺上叶）中分化腺癌，大小28 mm×20 mm×15 mm，乳头型为主，部分为微乳头型，局灶紧邻脏层胸膜但未侵犯，支气管切缘未见癌累及；淋巴结转移（7/20）：第11组1/2，第10组3/6，第4组2/6，第2组1/3，第7组0/2，第9组0/1。免疫组化示：TTF-1（+），Ki67（+50%），NapsinA（－），CK7（+），PD-L1（－）。基因检测：ALK、EGFR、PIK3CA、ROS1、MET、KRAS、NRAS、BRAF、RET等均未见突变。就诊前3周完成术后辅助化疗（培美曲塞+顺铂）4个周期。查体：ECOG 1级，双颈部及双侧锁骨上区未触及肿大淋巴结；右胸壁可见手术瘢痕；右上肺呼吸音减低，余双肺呼吸音清；余查体无特殊。肺功能：通气功能正常，肺总量正常，弥散功能正常。复查血常规、肝肾功、肿瘤标志物、心电图等，未见异常。

诊断

右肺上叶周围型中分化腺癌根治术后 pT1cN2M0 ⅢA期（AJCC 8th）

　　11R、10R、4R、2R组淋巴结转移

　　4周期辅助化疗后

治疗原则　经多学科讨论，患者术后病理明确 pN2，应在术后辅助化疗的基础上，行术后放疗。

治疗方案　患者已完成术后辅助化疗，现行术后放疗。采用调强放疗，处方剂量：95%PTV 50Gy/25f/5周，1次/天，5次/周。

靶区勾画说明

❖　CTV为临床靶体积，参考术前胸部CT及术后病理明确的转移淋巴结范围，勾画相应淋巴引流区作为CTV。

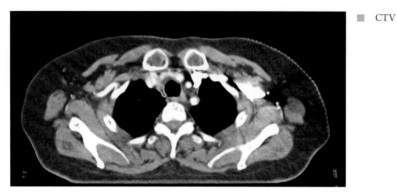

■ CTV

图4-4 第4胸椎上缘上0.5 cm水平（2R组上界）

此处第1肋骨连线首次出现在气管后壁的前方，连线前方为1组，连线
与气管后壁之间为2组，气管后壁与椎体之间为3p组。

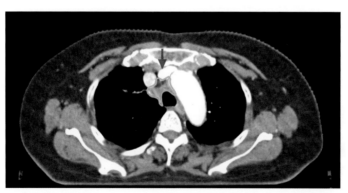

■ CTV

⬇ 所指处为无名静脉

图4-5 无名静脉尾端与气管交叉水平（2R组下界及4R组上界）

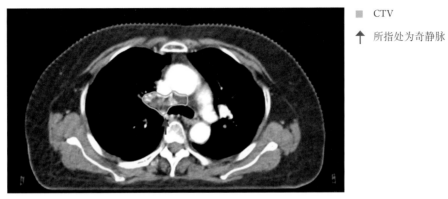

■ CTV

↑ 所指处为奇静脉

图4-6　奇静脉下缘水平（4R组下界）

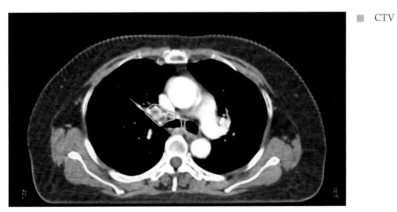

■ CTV

图4-7　隆凸水平（7组上界及10R组）

■ CTV

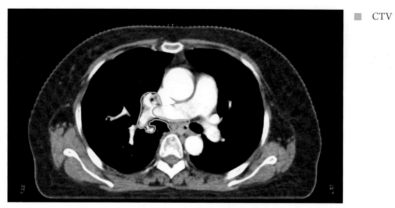

图4-8　隆凸下2 cm水平（7组及10R组）

■ CTV

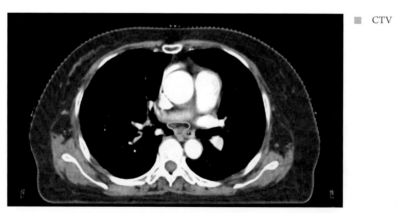

图4-9　左侧下叶支气管上缘、右侧中间支气管下缘水平（7组下界）

病例3：中央型（图4-10～图4-13）

患者，男，53岁，因"间断咳嗽3个月余"就诊。

患者于就诊前3个月余无明显诱因出现间断咳嗽，咳嗽为痉挛性、高调干咳，无咳痰、咯血、胸痛胸闷、发热、乏力、消瘦等症状。查体：ECOG 1级，双颈部及双侧锁骨上区未触及肿大淋巴结；左上肺语颤减弱、呼吸音减低，余双肺叩诊清音、呼吸音清；余查体无特殊。胸部增强CT示：左肺上叶固有段支气管狭窄，周围见软组织肿块，大小约35 mm×39 mm，中心见不规则空洞，壁外缘毛糙不规则。病变向内包绕左上肺门区结构，与肺门淋巴结分界不清，左上肺动脉受包绕明显变细。左肺门及纵隔7组肿大淋巴结，明显强化，大者11 mm×12 mm。PET/CT示：左肺上叶支气管开口部位可见不规则团块状放射性异常浓聚灶，SUVmax 10.1，大小约34 mm×40 mm×38 mm，累及邻近左肺动脉，与邻近左上肺门淋巴结相互融合分界不清；纵隔7组淋巴结增大伴轻度摄取增高，SUVmax 4.1，大者直径约为10 mm。头部增强MRI未见转移征象。气管镜检查示：左上叶支气管新生物。活检病理示：（左肺上叶）中分化鳞癌。免疫组化：P40（＋），P63（＋），CD5/6（＋），Ki67（＋25%）。肺功能：通气功能正常，肺总量正常，弥散功能正常。鳞状细胞癌抗原[squamous cell carcinoma antigen，SCC-Ag（通常简写为SCC）]4.3 ng/mL，细胞角蛋白19（CYFRA21-1）10.18 ng/mL。

诊断

左肺上叶中央型中分化鳞癌 cT4N2M0 ⅢB期（AJCC 8th）

　　　　侵犯左肺动脉

　　　　10L、7组淋巴结转移

治疗原则　经多学科讨论，患者分期为局部晚期，首选同步放化疗。

治疗方案　同步放化疗。放疗采用调强放疗，处方剂量：95%PTV 60 Gy/30f/6周，1次／天，5次／周。同步依托泊苷＋顺铂方案化疗。

靶区勾画说明

❖ GTVp为原发肿瘤大体体积。

❖ GTVn为转移淋巴结大体体积。

❖ CTVp为在GTVp基础上三维外扩6 mm，并根据解剖屏障适当修回形成。

❖ CTVn为在GTVn基础上三维外扩5~8 mm，并根据解剖结构适当修改形成。

❖ CTV为CTVp+CTVn融合而成。

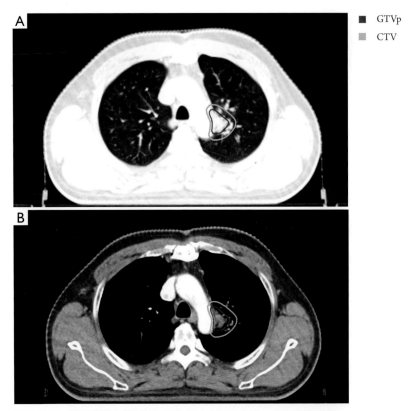

■ GTVp
■ CTV

图4-10　主动脉弓上缘下1 cm水平（GTVp上界，A为肺窗图像，B为纵隔窗图像）

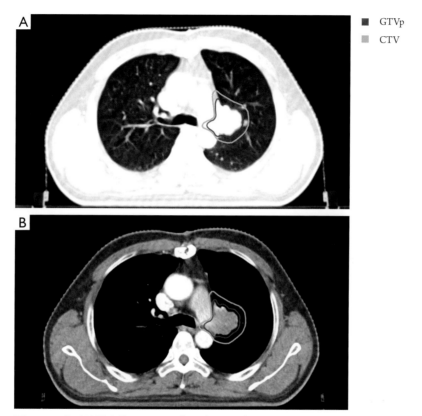

■ GTVp

■ CTV

图4-11　主动脉弓上缘下2.5 cm水平（GTVp中间层侵犯左肺动脉，A为肺窗图像，B为纵隔窗图像）

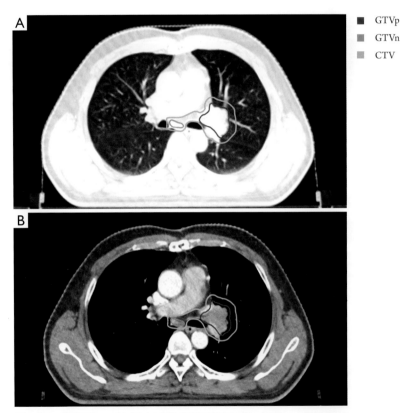

图4-12　隆凸下1 cm水平（7组转移淋巴结及GTVp下界，A为肺窗图像，B为纵隔窗图像）

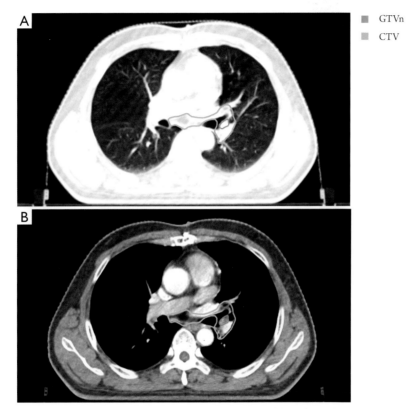

■ GTVn
■ CTV

图4-13 隆凸下2 cm水平（10L组转移淋巴结，A为肺窗图像，B为纵隔窗图像）

病例4：周围型（图4-14~图4-19）

患者，男，52岁，因"间断胸闷6个月余"就诊。

患者于就诊前6个月余无明显诱因出现间断胸闷，伴乏力，偶有干咳，无咳痰、咯血、胸痛、声音嘶哑、发热、消瘦等症状。吸烟20余年，20支/天。查体：ECOG 1级，双颈部及双侧锁骨上区未触及肿大淋巴结；双肺呼吸音清，未及干湿啰音；余查体无特殊。胸部增强CT示：右肺上叶前段实性结节，伴分叶及毛刺，大小约18 mm×16 mm。右肺门及纵隔2R、4R、7组见多发肿大淋巴结，伴强化，大者约34 mm×31 mm。气管镜检查未见异常。PET/CT示：右肺上叶前段高代谢结节，SUVmax 13.4，大小约16 mm×15 mm；右肺门及纵隔2R、4R、7组见多发淋巴结肿大伴放射性分布异常浓聚，SUVmax 16.6，较大者约34 mm×30 mm。CT引导下经皮穿刺活检病理示：（右肺上叶）低分化腺癌，可见微乳头结构。免疫组化示：TTF-1（+），NapsinA（−），CK7（+），Ki67（+20%），ALK-Ventana（−），PD-L1（−），ROS1（−）。基因检测：ALK、EGFR、KRAS、BRAF、MET等均未见突变。头部增强MRI未见转移征象。肺功能：通气功能正常，肺总量正常，弥散功能正常。CEA 100 ng/mL。

诊断

右肺上叶周围型低分化腺癌 cT2aN2M0 ⅢA期（AJCC 8th）

10R、7、4R、2R组淋巴结转移

治疗原则 经多学科讨论，患者分期为局部晚期，首选同步放化疗。

治疗方案 同步放化疗。放疗采用调强放疗，处方剂量：95%PTV 60 Gy/30f/6周，1次/天，5次/周。同步培美曲塞+顺铂方案化疗。

靶区勾画说明

- ❖ GTVp为原发肿瘤大体体积。
- ❖ GTVn为转移淋巴结大体体积。
- ❖ CTVp为在GTVp基础上三维外扩8 mm，并根据解剖屏障适当修回形成。
- ❖ CTVn为在GTVn基础上三维外扩5~8 mm，并根据解剖结构适当修改形成。
- ❖ CTV为CTVp+CTVn融合而成。

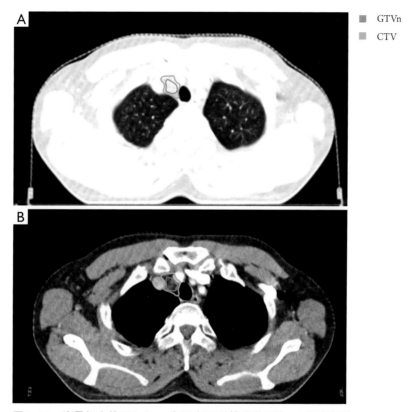

■ GTVn

■ CTV

图4-14　胸骨柄上缘下0.5 cm水平（2R组转移淋巴结，A为肺窗图像，B为纵隔窗图像）

91

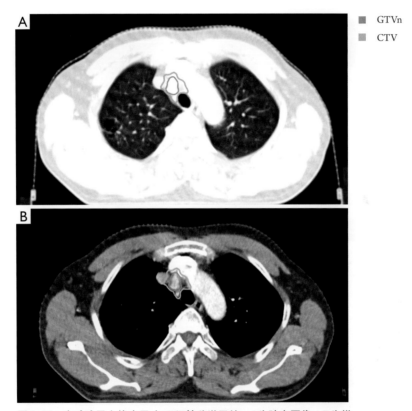

■ GTVn
■ CTV

图4-15　主动脉弓上缘水平（4R组转移淋巴结，A为肺窗图像，B为纵隔窗图像）

92

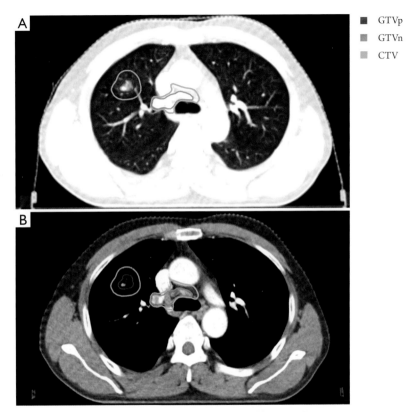

GTVp
GTVn
CTV

图4-16　主动脉弓上缘下3 cm水平（10R、4R组转移淋巴结及GTVp
上界，A为肺窗图像，B为纵隔窗图像）

93

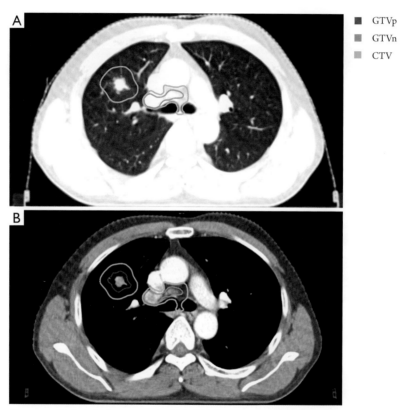

GTVp
GTVn
CTV

图4-17　隆凸水平（10R、4R组转移淋巴结及GTVp中间层面，A为肺窗图像，B为纵隔窗图像）

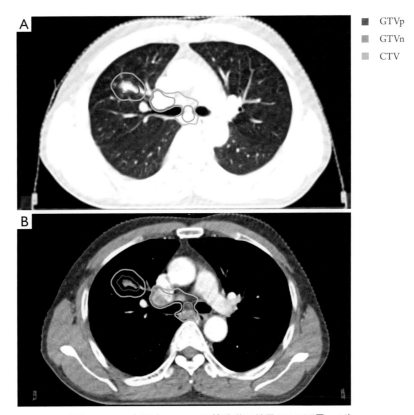

GTVp

GTVn

CTV

图4-18　隆凸下0.5 cm水平（10R、7组转移淋巴结及GTVp下界，A为肺窗图像，B为纵隔窗图像）

95

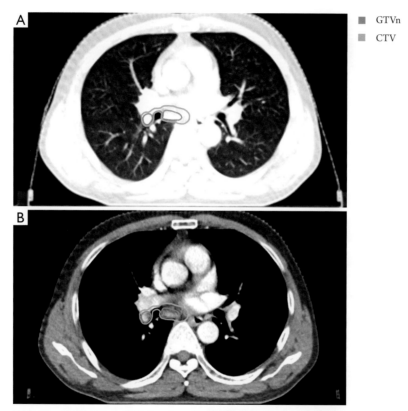

GTVn

CTV

图4-19　隆凸下3 cm水平（10R、7组转移淋巴结，A为肺窗图像，B为纵隔窗图像）

病例5：肺上沟瘤（图4-20~图4-25）

患者，男，60岁，因"右胸背部疼痛1年半，加重伴右上肢放射痛1个月"就诊。

患者于就诊前1年半无明显诱因出现右胸背部疼痛，为隐痛，无放射痛，间断发作，与时间、活动、呼吸、体位无关，休息不能缓解，自服非甾体类抗炎药可缓解，无活动后气短、心前区疼痛，无咳嗽、咳痰、咯血、声音嘶哑、发热、消瘦等症状，外院以"背肌损伤"予物理保守治疗，无缓解。后逐渐加重，于就诊前1个月出现右上肢放射痛，伴右颈部隐痛、胸闷，无上肢麻木、声音嘶哑、咳嗽咳痰、咯血、发热、消瘦等症状。查体：ECOG 1级，疼痛数字评分法4分；双颈部及双侧锁骨上区未触及肿大淋巴结；右上肺语颤减弱、呼吸音减低，余双肺叩诊清音、呼吸音清；余查体无特殊。胸部增强CT示：右肺上叶尖后段见分叶状软组织肿块影，大小约60 mm×50 mm，边缘多发索条；病灶累及右上纵隔胸膜，与右锁骨上肿大淋巴结融合，侵及右侧1~2肋，伴右肺上叶不张。纵隔2R、4R、7组多发肿大淋巴结，较大者约15 mm×8 mm。气管镜检查未见异常。PET/CT示：右肺上叶尖段结节，较大层面约64 mm×52 mm，放射性摄取不均匀增高，SUVmax 18.7，侵及右侧1~2肋，考虑肺癌可能性大；右锁骨上淋巴结肿大并放射性分布异常浓聚，

SUVmax 9.7，与右肺肿物融合；纵隔2R、4R、7组多发淋巴结伴轻度摄取，SUVmax3.4，较大者约16 mm×8 mm。头部增强MRI未见转移征象。CT引导下经皮穿刺活检病理示：（右肺上叶)低分化鳞状细胞癌。免疫组化示：P40(+)，CK5/6（ + ），P63（弱 + ），Ki67（ +40% ）。肺功能：通气功能正常，肺总量正常，弥散功能正常。SCC 9.8 ng/mL，CYFRA21-1 7.46 ng/mL。

诊断

右侧肺上沟低分化鳞癌 cT4N3M0 Ⅲ C 期（AJCC 8th）

　　侵犯纵隔

　　侵犯右侧1~2肋

　　右肺上叶不张

　　1R、2R、4R、7组淋巴结转移

治疗原则　经多学科讨论，患者为不可手术的肺上沟瘤，首选同步放化疗。

治疗方案　同步放化疗；遵循三阶梯镇痛原则给予镇痛治疗。放疗采用调强放疗，处方剂量：95%PTV 66 Gy/33f/6.5 周，1 次 / 天，5 次 / 周。同步依托泊苷 + 顺铂方案化疗。

靶区勾画说明

❖ GTVp 为原发肿瘤大体体积，应包括所有受侵部位。

❖ GTVn 为转移淋巴结大体体积。

❖ CTVp 为在 GTVp 基础上三维外扩 6 mm，在受侵部位适当外扩，并根据解剖屏障适当修回形成。

❖ CTVn 为在 GTVn 基础上三维外扩 5~8 mm，预防照射 10R 组淋巴引流区，并根据解剖结构适当修改形成。

❖ CTV 为 CTVp+CTVn 融合而成。

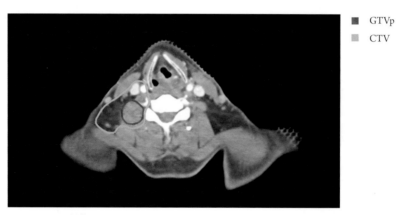

■ GTVp

■ CTV

图4-20　环甲膜上2.5 cm水平（GTVp上界，1R组淋巴结与原发灶融合，纵隔窗图像）

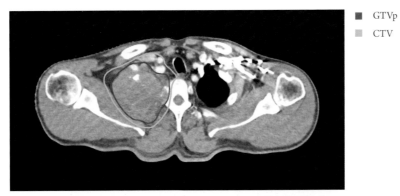

■ GTVp
■ CTV

图4-21 胸骨柄上缘上2 cm水平（GTVp中间层面，纵隔窗图像）

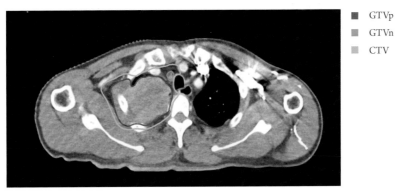

■ GTVp
■ GTVn
■ CTV

图4-22 胸骨柄上缘水平（2R组转移淋巴结及GTVp，纵隔窗图像）

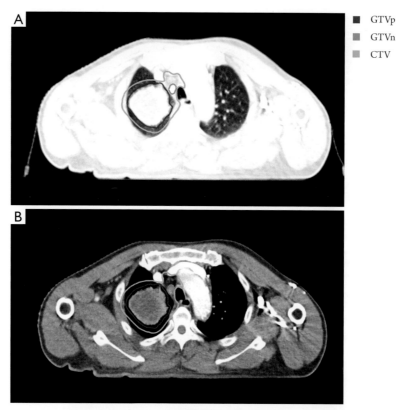

■ GTVp
■ GTVn
■ CTV

图4-23　主动脉弓上缘水平（4R组转移淋巴结及GTVp，A为肺窗图像，B为纵隔窗图像）

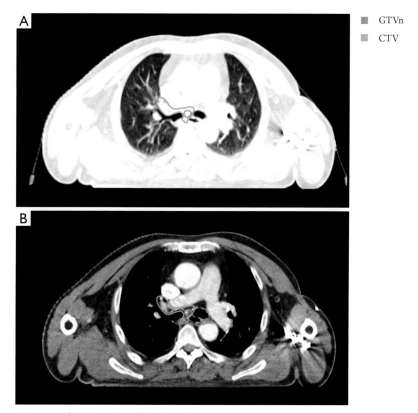

GTVn

CTV

图4-24　隆凸水平（7组转移淋巴结及10R、7组淋巴引流区，A为肺窗图像，B为纵隔窗图像）

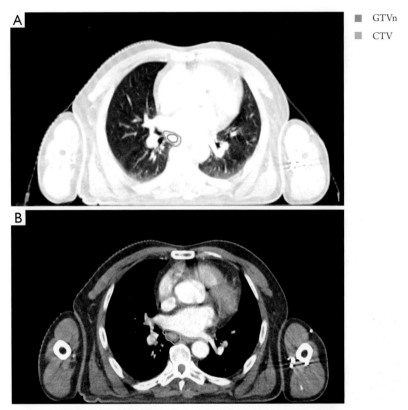

GTVn
CTV

图4-25　右侧中间支气管下缘水平（7组转移淋巴结，A为肺窗图像，B为纵隔窗图像）

病例6：PET/CT定位（图4-26～图4-29）

患者，男，51岁，因"间断咳嗽、咳痰2个月余，痰中带血1个月"就诊。

患者于就诊前2个月余无明显诱因出现间断咳嗽、咳痰，咳嗽呈痉挛性、持续性、高调，痰为白色黏痰，量较大，伴活动时气短。于就诊前1个月出现痰中带血，后偶有咯血，约20 mL/天，无胸痛胸闷、声音嘶哑、发热、消瘦、盗汗等症状。吸烟32年，20支/天。父亲患肺癌去世，哥哥患喉癌在治。查体：ECOG 1级；双颈部及双侧锁骨上区未触及肿大淋巴结；双肺呼吸音清，左侧可闻及干啰音；余查体无特殊。胸部增强CT示：左肺上叶软组织密度占位，大小约72 mm×52 mm，其内密度不均匀；肿块包绕左肺动脉，侵犯左下肺动脉；左肺上叶不张；纵隔10L、4L、6组可见肿大淋巴结，较大约28 mm×18 mm。气管镜检查示：左上叶支气管管壁内新生物。活检病理示：（左肺上叶）中分化鳞状细胞癌。免疫组化示：P40（＋），P63（＋），CK5/6（＋）。颈部淋巴结超声、腹部超声、全身骨扫描、头部增强MRI均未见转移征象。PET/CT定位示：左肺上叶见异常浓聚软组织肿块，SUVmax 9.1，大小约71 mm×48 mm，肿块包绕左肺动脉，侵犯左下肺动脉，左肺上叶不张；左肺门及纵隔4L、6组淋巴结增大伴轻度摄取增高，

SUVmax 4.6，较大者约20 mm×28 mm。肺功能示：轻度限制性通气功能障碍（FEV1/FVC 75.4%预测值），肺总量正常，弥散功能正常。SCC 1.8 ng/mL，CYFRA21-1 5.67 ng/mL。

诊断

左肺上叶中央型中分化鳞癌 cT4N2M0 ⅢB期（AJCC 8th）

　　侵犯左下肺动脉

　　左肺上叶不张

　　10L、4L、6组淋巴结转移

治疗原则　经多学科讨论，患者分期为局部晚期，首选同步放化疗。

治疗方案　同步放化疗。由于患者左肺上叶不张，放疗采用PET/CT定位，以区分大体肿瘤靶区和不张肺组织。放疗采用调强放疗，处方剂量：95%PTV 60 Gy/30f/6周，1次/天，5次/周。同步依托泊苷＋顺铂方案化疗。放疗期间每周行CBCT（锥形束CT）质控，密切关注肺不张变化，若出现复张，则重新定位、勾画靶区、制订后续放疗计划。

靶区勾画说明

❖ GTVp为原发肿瘤大体体积，参考PET图像异常浓聚区域勾画，在肺窗进行调整。

❖ GTVn为转移淋巴结大体体积，参考PET图像异常浓

聚区域勾画。

❖ CTVp 为在 GTVp 基础上三维外扩 6 mm，并根据解剖屏障适当修回形成。

❖ CTVn 为在 GTVn 基础上三维外扩 5~8 mm，并根据解剖结构适当修改形成。

❖ CTV 为 CTVp+CTVn 融合而成。

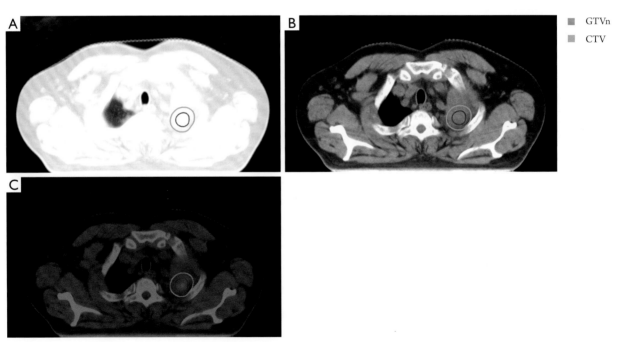

■ GTVn
■ CTV

图4-26　胸骨柄上缘下0.5 cm水平（GTVp上界，A为肺窗图像，B为纵隔窗图像，C为PET图像）

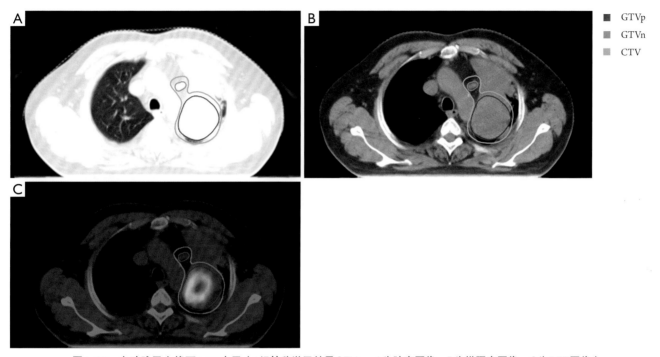

图4-27　主动脉弓上缘下1 cm水平（6组转移淋巴结及GTVp，A为肺窗图像，B为纵隔窗图像，C为PET图像）

105

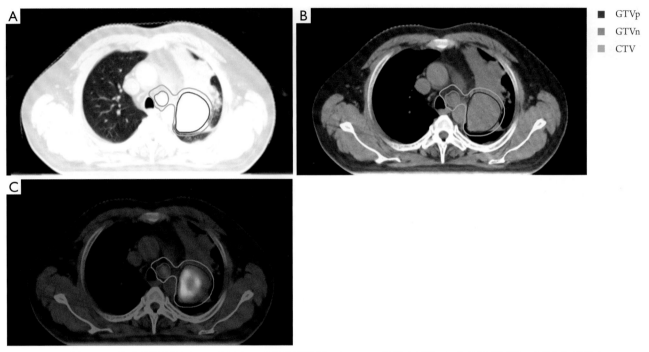

- ■ GTVp
- ■ GTVn
- ■ CTV

图4-28　主动脉弓上缘下2 cm水平（4L组转移淋巴结及GTVp，A为肺窗图像，B为纵隔窗图像，C为PET图像）

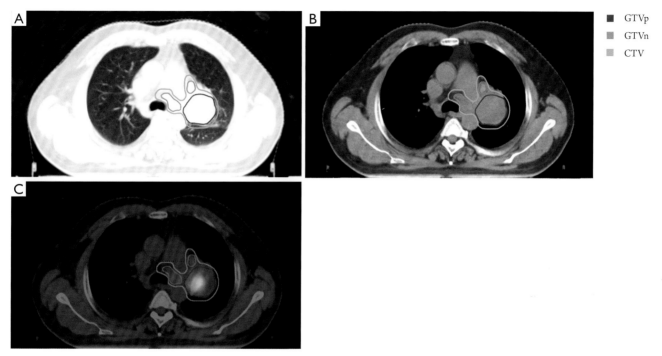

GTVp
GTVn
CTV

图4-29　隆凸上1 cm水平（10L、6组转移淋巴结及GTVp，A为肺窗图像，B为纵隔窗图像，C为PET图像）

第三部分
小细胞肺癌

第五章　小细胞肺癌放疗证据及临床实践

小细胞肺癌（small cell lung cancer，SCLC）是一种神经内分泌肿瘤，约占肺癌的13%[1]。绝大部分的SCLC都与吸烟有关[2]。SCLC的特点是倍增时间短，生长迅速，部分患者诊断时已出现转移。为了更合理地制订治疗方案，美国国立综合癌症网络（National Comprehensive Cancer Network，NCCN）将美国癌症联合委员会（American Joint Committee on Cancer，AJCC）第7版的TNM分期和老版美国退伍军人分期管理系统（Veteran Administrati on Lung Study Group，VALG）结合并进行调整，重新给出了SCLC局限期（limited stage，LS）和广泛期（extensive stage，ES）的相应描述。局限期约占1/3，包括Ⅰ~Ⅲ期（T any，N any，M0），即照射范围可包括在一个靶区内，且能接受足够的照射剂量；但T3-4期中因多发肺内转移或肿瘤体积太大，一个放疗计划不能耐受的患者排除在外。广泛期包括Ⅳ期（T any，N any，M1a/b）及Ⅰ~Ⅲ期中T3-4期多发肺内转移或者肿瘤体积太大者。SCLC对放化疗高度敏感，但多数患者会出现肿瘤进展或复发，结局以肿瘤相关性死亡为主[3]。对于局限期SCLC患者，通过化疗联合胸部放疗可达到根治的目的[4-5]；对于广泛期SCLC患者，大部分可通过化疗减轻症状，延长生存[6]。手术仅适合于可切除的Ⅰ期SCLC患者，而这部分患者仅极少数（2%~5%）[7]。一般状态差、广泛期、体重下降和肿瘤负荷大等是主要的不良预后因素[8]。局限期患者中位生存时间为14~20个月，2年生存率约40%；广泛期患者中位生存为9~11个月，2年生存率不到5%[9]。基于SCLC目前高级别循证医学证据，对放疗为主的综合治疗做如下总结。

1 局限期SCLC（limited-stage small cell lung cancer，LS-SCLC）的胸部放疗

对于分期超过T1-2、N0的局限期SCLC患者，NCCN指南推荐首选同步放化疗，并且应在化疗第1周期或第2周期时即加入放疗。对于LS-SCLC的胸部放疗（thoracic radiotherapy，TRT），从如下几方面阐述（表5-1）：在全身化疗基础上加入TRT改善预后、放化联合治疗的模式（同步还是序贯、TRT加入的时机）、TRT剂量及分割模式的选择以及TRT的靶区范围。

1.1 化疗联合胸部放疗优于单纯化疗

化疗联合TRT与单纯化疗相比能显著改善LS-SCLC患者的预后。Pignon等的一项Meta分析纳入共13个随机对照研究2 140例LS-SCLC患者，比较其行放化疗联合治疗与单纯化疗的疗效，中位随访时间43个月。放化疗联合与单纯化疗相比，死亡率下降14%（HR 0.86，95% CI：0.78~0.94，$P=0.001$），3年总生存（OS）率获益5.4%±1.4%；在大于70岁、55~70岁及小于55岁三个年龄亚组分别比较放化联合和单纯化疗，55岁以下患者死亡风险的降低有更明显的趋

势（大于70岁组HR 1.07，95% CI：0.70~1.64；小于55岁组HR 0.72，95% CI：0.56~0.93）[17]。

同时期Warde等的Meta分析主要评估LS-SCLC全身化疗加入TRT是否改善2年OS率和局部控制（LC）率，包括11个随机研究，主要采用优势比（odds ratio，OR）及风险差进行Meta分析。分析结果显示，加入TRT患者2年OS率的OR（即放疗组与对照组的2年OS率之比）为1.53（95% CI：1.30~1.76，$P<0.001$），放疗组2年OS率提高了5.4%（95% CI：1.1%~9.7%，$P<0.05$）；LC率的OR为3.02（95% CI：2.80~3.24，$P<0.0001$），胸内肿瘤复发率下降25.3%（95% CI：16.5%~34.1%）；放疗组的治疗相关死亡OR为2.54（95% CI：1.90~3.18，$P<0.01$），治疗相关死亡风险差为1.2%（95% CI：-0.6%~3.0%）。虽然放疗组治疗相关死亡风险略有增加，但TRT仍在化疗的基础上显著改善LS-SCLC患者的生存和局部控制[18]。

综合以上两个Meta分析结果，对LS-SCLC患者行全身化疗联合TRT较单纯化疗可显著改善预后。

1.2 放化联合治疗的模式

日本肿瘤协作组开展了一项Ⅲ期随机对照研究（JCOG 9104）对比LS-SCLC患者行同步放化疗与序贯放化疗的疗效（表5-1），研究共入组231例LS-SCLC

患者，随机进入同步放化疗组或序贯放化疗组。全组患者接受依托泊苷/顺铂化疗（etoposide/cisplatin，EP方案），同步组每4周1次（q4w），序贯组化疗每3周1次（q3w）；TRT方案为45 Gy/30f/3周，1.5 Gy/次，1天2次分割（bid），同步组于化疗第1周期第2天开始TRT，而序贯组于化疗4周期后开始TRT。结果显示，同步组中位OS为27.2个月，优于序贯组的19.7个月，但未达统计学显著差异（P=0.097）；两组2、3、5年OS率分别为54.4%、29.8%、23.7%和35.1%、20.2%、18.3%。将预后相关因素进行调整后，同步组与序贯组死亡风险比为0.7（95% CI：0.52~0.94，P=0.02）。不良反应方面，同步组血液学毒性更重；严重的食管炎在两组均较罕见，同步组和序贯组发生率分别为9%和4%[10]。因此，此研究认为对于LS-SCLC患者的治疗，EP方案同步放化疗优于序贯放化疗。

SCLC肿物生长迅速，且往往在诊断时已经有较大体积。尽早开始局部治疗可能更好地控制肿瘤生长，但若放疗靶体积过大可能造成患者正常组织器官不能耐受。因此针对TRT进入同步放化疗的时机进行了一系列研究（表5-1）。由加拿大国家癌症中心开展的Ⅲ期随机对照研究探讨LS-SCLC同步放化疗中放疗加入的时机，研究共纳入308例患者，接受的化疗方案为环磷酰胺、阿霉素、长春新碱（cyclophosphamide/doxorubicin/vincristine，CAV）与EP方案交替使用，q3w各3周期，共6周期。患者随机分为

两组，一组为早放疗组即在第2周期化疗（EP方案）时加入放疗，另一组为晚放疗组即第6周期化疗（EP方案）时加入放疗；TRT方案均为40 Gy/15f/3周；同步治疗结束后无进展的患者均接受脑预防照射（prophylactic cranial irradiation，PCI），方案为25 Gy/10f/2周。结果显示，两组之间的完全缓解率没有显著差异，但早放疗组的无进展生存（PFS）（P=0.036）和OS（P=0.008）显著优于晚放疗组，且晚放疗组脑转移风险更高（P=0.006）[11]。

Fried等的一项Meta分析对比LS-SCLC患者早放疗与晚放疗的疗效，结果显示2年OS率的风险比（risk ratio，RR）为1.17（95% CI：1.02~1.35，P=0.03），3年OS率的RR为1.13（95% CI：0.92~1.39，P=0.2），说明早放疗与晚放疗相比可以显著改善2年OS率。亚组分析显示：超分割模式下，早放疗组与晚放疗组2年、3年OS率的RR分别为1.44（95% CI：1.17~1.77，P=0.001）和1.39（95% CI：1.02~1.90，P=0.04），提示超分割模式下早放疗可显著改善生存；而每天一次（qd）的放疗模式下两组之间2年、3年OS率的RR无统计学差别；铂类为基础化疗联合早放疗或晚放疗，早放疗组和晚放疗组2年、3年OS率的RR分别为1.3（95% CI：1.10~1.53，P=0.002）和1.35（95% CI：1.07~1.70，P=0.01），亦显示早放疗优于晚放疗；而当患者行非铂类为基础的化疗时，两组之间OS无显著差别[19]。

De Ruysscher等在2016年发表的一项基于个体数据的

表5-1　LS-SCLC相关临床研究数据汇总

第一作者（发表年份）/研究设计	样本量（例）	分组/例数及治疗	放疗靶区	失败模式	生存	不良反应
Takada（2002）[10]/Ⅲ期RCT	231	同步组/114例：4周期EP，化疗第1周期第2天开始同步TRT 序贯组/114例：4周期EP，之后开始TRT 放化疗后CR或接近CR的患者均接受PCI	原发灶外扩1.5 cm、同侧肺门、全纵隔、锁骨上区（仅当肿瘤侵犯时），序贯组也按化疗前的病变范围确定放疗靶区	脑转移：19% vs 27% 局部复发：两组均是18%	中位OS：27.2个月 vs 19.7个月（P=0.097） 2-y OS率：54.4% vs 35.1% 3-y OS率：29.8% vs 20.2% 5-y OS率：23.7% vs 18.3%	严重放射性食管炎：9% vs 4%，无永久性狭窄发生 治疗相关死亡：3例（败血症2例和脓胸1例）vs 4例（放肺3例和急性心衰1例）
Murray（1993）[11]/Ⅲ期RCT	308	按放疗加入时间早晚分组：早放疗组/155例（放疗与第1周期EP化疗同时开始）；晚放疗组/153例（放疗与最后1周期EP化疗同时开始） 化疗：均为CAV（环磷酰胺1000 mg/m²，第1天＋阿霉素50 mg/m²，第1天＋长春新碱2 mg，第1天）、EP（依托泊苷100 mg/m²，第1~3天＋顺铂25 mg/m²，第1~3天）交替使用，每3周轮换1次方案 放疗：均为40 Gy/15f/3周；放化疗结束后，无进展者行PCI（25 Gy/10f/2周）	以化疗前病变范围确定放疗靶区：影像学可见病灶外扩2 cm及全纵隔外扩1 cm	总复发：72.9% vs 77.8% 胸内复发：18.7% vs 11.6% 首次复发于原发部位：30.3% vs 29.3% 脑转移：18.1% vs 28.1%（P=0.006）	中位PFS：15.4个月 vs 11.8个月（P=0.036） 中位OS：21.2个月 vs 16个月（P=0.008） 2-y OS率：40% vs 33.7% 5-y OS率：20% vs 11%（P=0.006）	贫血（<80g/L）：49% vs 36.8%（P=0.03） 严重放射性肺损伤：少见 治疗相关死亡各2例（早放疗组分别为心脏和神经系统损伤，晚放疗组均为严重感染）

续表5-1

第一作者（发表年份）/研究设计	样本量（例）	分组/例数及治疗	放疗靶区	失败模式	生存	不良反应
Spiro（2006）[12]/Ⅲ期RCT，多中心	325	方案参考Murray（1993）[11]早放疗组/159例晚放疗组/166例	前后野根据化疗前病灶大小确定靶区：原发灶外扩2 cm及整个纵隔，如锁骨上区有淋巴结转移则包括锁骨上区	脑转移：24% vs 17%（P=0.12）胸内复发：26% vs37%（P=0.03）脊柱转移：2% vs 8%（P=0.02）	中位OS：13.7个月 vs 15.1个月（P=0.23）	非血液学毒性：39% vs 23%（P=0.001）血液学毒性：31% vs 30%（P=0.89）
Roof（2003）[13]/回顾性	54#	按放疗剂量分组：54 Gy组（50~54 Gy）/25例；63 Gy组（55~72 Gy）/29例85%为同步放化疗，13%为化疗序贯放疗，1例拒绝化疗仅行放疗74%为标准EP方案化疗4周期以上化疗完成率94%，其中6周期完成率55%	GTV：原发灶CTV：GTV外扩1 cm，纵隔淋巴结阳性者淋巴引流区包括7、4R、4L组（如4L、5组淋巴结转移，则另包括6、7、4R、2R、2L组；如2R、2L淋巴结转移，则另包括1R、1L即双锁骨上区）	12例局部复发12例远处转移	中位PFS：25.3个月2-y PFS率：55%5-y PFS率：43%中位OS：29.1个月2-y OS率：64%5-y OS率：47%放疗≥50 Gy患者（包括根治和姑息治疗），2-yOS率及5-y OS率分别为61%及46%	≥3级中性粒细胞减少：17例 vs 25例粒缺性发热：4例 vs 9例≥3级急性放射性食管炎：2例 vs 4例食管狭窄：均未发生≥3级急性放射性肺炎：1例 vs 0例≥3级肺纤维化：9例 vs 8例

续表5-1

第一作者（发表年份）/研究设计	样本量（例）	分组/例数及治疗	放疗靶区	失败模式	生存	不良反应
Faivre-Finn（2017）[14]/国际多中心，Ⅲ期RCT，优势研究	547	按放疗方式分组：bid组/254例（放疗45 Gy/30f，每日2次，间隔至少6小时）；qd组/246例（放疗66 Gy/33f，每日1次）化疗均为4~6周期EP方案（依托泊苷100 mg/m²，第1~3天+顺铂75mg/m²，第1天或者依托泊苷100 mg/m²，第1~3天+顺铂25 mg/m²，第1~3天）；放疗均于化疗第22天开始	两组均为累及野照射	中位LPFS：20.7个月 vs 17.9个月（P=0.2）中位MPFS：20.2个月 vs 16.6个月（P=0.24）	中位OS：30个月 vs 25个月（P=0.14）2-y OS率：56% vs 51%5-y OS率：34% vs 31%	急性反应：≥3级中性粒细胞减少74% vs 65%；4级中性粒细胞减少49% vs 38%（P=0.05）；≥3级放射性食管炎19% vs 19%；≥3级放射性肺炎5例（1例5级）vs 6例（2例5级）晚期反应：3级放射性食管炎0例 vs 4例；3级食管狭窄/穿孔0例 vs 1例；≥3级放射性肺炎：6例 vs 6例；≥3级肺纤维化：3例 vs 2例

续表5-1

第一作者（发表年份）/研究设计	样本量（例）	分组/例数及治疗	放疗靶区	失败模式	生存	不良反应
Bonner（1999）[15]/Ⅲ期RCT	262（进入随机）	按放疗方式分组：ODTI组/132例（放疗50.4 Gy/28f、1.8 Gy/次、qd）；TDTI组/130例（放疗总剂量48 Gy/32f、1.5 Gy/次、bid、治疗24 Gy后休息2.5周再完成剩余照射）3周期EP（依托泊苷130 mg/m^2，第1~3天+顺铂30 mg/m^2，第1~3天，q28d）诱导化疗后，放疗同步2周期EP（依托泊苷100 mg/m^2，第1~3天+顺铂30 mg/m^2，第1~3天，q28d）化疗，后行1周期EP巩固化疗，达CR者行PCI（30 Gy/15f）	AP/PA：化疗后残留原发灶外扩2 cm，双侧锁骨上，纵隔至隆凸下5 cm（如化疗后隆凸下仍残留淋巴结，则照射范围向下相应扩大），以及同侧肺门	局部进展：44例 vs 46例从随机到进展时间：14.5个月 vs 14.5个月	2-y OS率：47% vs 45%3-y OS率：34% vs 29%	≥3级放射性食管炎：5.3% vs 12.3%（P=0.05）≥3级血小板减少：60.9% vs 45.7%（P=0.02）4例治疗相关死亡（3例肺炎、1例感染），均在TDTI组

续表5-1

第一作者（发表年份）/研究设计	样本量（例）	分组/例数及治疗	放疗靶区	失败模式	生存	不良反应
Kubota（2014）[16]/Ⅲ期RCT	258（进入随机）	按巩固化疗方案分组：EP组/129例（依托泊苷100 mg/m²，第1~3天+顺铂80 mg/m²，第1天，q21d，共3周期）；IP组/129例（伊立替康60 mg/m²，第1、8、15天+顺铂60 mg/m²，第1天，q21d，共3周期）同步放化疗方案：1周期EP（依托泊苷100 mg/m²，第1~3天+顺铂80 mg/m²，第1天），化疗第2天加入TRT（45 Gy/30f，bid）；同步放化疗后疾病无进展者随机分组行巩固化疗	前30 Gy照射范围包括原发灶、转移淋巴结及其所在区域；后15 Gy仅包括原发灶及转移淋巴结；二维模拟或三维模拟均可	共175例进展放疗野内进展：30例 vs 27例放疗野外进展：7例 vs 6例脑转移：26例 vs 33例其他部位转移：35例 vs 38例	中位OS：3.2年 vs 2.8年（P=0.70）3-y OS率：52.9% vs 46.6%；5-y OS率：35.8% vs 33.7%中位PFS：1.1年 vs 1.0年（P=0.74）	≥3级中性粒细胞减少：95% vs 78%≥3级贫血：35% vs 39%≥3级血小板减少：21% vs 5%粒缺性发热：17% vs 14%腹泻：2% vs 10%两组各有1例治疗相关死亡，死因分别为放射性肺炎和脑梗死

RCT，随机对照研究；EP，依托泊苷+顺铂；TRT，胸部放疗；CR，完全缓解；PCI，脑预防照射；OS，总生存；CAV，环磷酰胺+阿霉素+长春新碱；PFS，无进展生存；GTV，大体肿瘤体积；CTV，临床靶区体积；bid，每日2次；qd，每日1次；LPFS，无局部进展生存；MPFS，无远处转移生存；ODTI，每日1次放疗；TDTI，每日2次放疗；q28d，每28天1次；AP/PA，前后野/后前野；q21d，每21天1次；IP，伊立替康+顺铂。* Ⅰ期6例、Ⅱ期1例、ⅢA期28例、ⅢB期19例。

Meta分析中，可供分析的数据来自9项随机对照研究共2 305例LS-SCLC患者，中位随访时间10年。结果显示，在同步化疗完成度良好的随机研究中，早或短程放疗比晚或长程放疗更能得到OS的获益（HR 0.79，95% CI：0.69~0.91），5年OS率可提高7.7%（95% CI：2.6%~12.8%）；但严重的急性食管炎发生率也相应增加[20]。

因此，基于以上随机研究和Meta分析，NCCN推荐对于LS-SCLC患者应尽早开始同步放化疗，同时须留意正常组织的剂量限制。

1.3 胸部放疗剂量的选择

Miller等的一项回顾性研究纳入65例LS-SCLC患者。全组患者均接受TRT，方案为单次剂量1.8~2.0 Gy，qd，平均总剂量60（58~66）Gy；其中32例接受同步化疗，33例行序贯化疗；放化疗结束后17例接受了PCI。全组患者中位随访时间16.7个月，生存患者中位随访29.6个月。结果显示，全组患者3年局部失败率、PFS率、OS率分别为40%、25%、23%；全组患者发生3级食管炎1例，晚期并发症10例：肺4例、食管2例、感染2例、血液1例、视网膜1例，其中6例治疗后缓解[21]。

Bogart等的前瞻性研究（CALGB 39808）纳入63例LS-SCLC患者，评估同步放化疗中放疗总剂量达到70 Gy（qd模式）的TRT可行性。患者接受2周期诱导化疗（紫杉醇175 mg/m²，第1天+拓扑替康1 mg/m²，第1~5天；并粒细胞集落刺激因子支持），随后行3周期同步化疗（卡铂AUC=5，第1天+依托泊苷100 mg/m²，第1~3天）；TRT（70 Gy/35f/7周）随同步化疗第1周期第1天开始，达到完全缓解（complete response，CR）或部分缓解（partial response，PR）的患者接受PCI。结果显示，90%（57/63）的患者完成放疗方案，1例出现治疗相关死亡；3~4级非血液学毒性在放疗中或放疗后发生于超过10%的患者，吞咽困难发生率分别为放疗中16%、放疗后5%，粒缺性发热的发生率分别为放疗中12%、放疗后4%。全组患者接受同步放化疗有效率92%，中位OS为22.4个月，中位随访24.7个月时仍有28例生存。因此研究认为，高剂量（70 Gy）qd的TRT模式安全有效[22]。

Turrisi等的随机对照研究（INT0096）共纳入417例LS-SCLC患者，按放疗分割模式随机分为bid组及qd组，均接受EP方案化疗，并于化疗第1周期开始同步放疗，放疗总剂量为45 Gy，中位随访近8年。结果显示，bid组和qd组的中位OS分别为23个月和19个月（P=0.04），2年OS率分别为47%和41%，5年OS率分别为26%和16%；2年无失败生存率分别为29%和24%（P=0.10）；共11例治疗相关死亡（bid组6例，qd组5例），3级食管炎发生率分别为27%和11%[23]。

综上，同步放化疗中TRT的总剂量可以选择45 Gy/3周

（bid）或60~70 Gy/6~7周（qd）[13,21-22]。

1.4　胸部放疗分割模式的选择

INT0096研究比较LS-SCLC患者行同步放化疗中放疗的qd和bid两种模式：放疗总剂量均为45 Gy，bid组（211例）放疗单次剂量1.5 Gy，30次分割共3周完成；qd组（206例）放疗单次剂量1.8 Gy，25次共5周完成。参考本章1.3节中给出的结果，bid组患者有显著的生存获益；两组间血液学毒性无显著差异（P=0.35），但bid组食管炎的整体发生率更高（P<0.001）[23]。

Schild等的一项Ⅲ期随机对照研究纳入310例LS-SCLC患者，其中在3周期EP方案诱导化疗后未进展的261例患者被随机分为qd组（131例；50.4 Gy/28f）及bid组（130例；24 Gy/16f，中断2.5周后，继以24 Gy/16f），两组患者均联合2周期EP方案同步化疗，中位随访7.4年。结果显示，qd组和bid组的中位OS和5年OS率相仿，分别为20.6个月 vs 20.6个月和21% vs 22%（P=0.68）；且两组之间的复发率（P=0.68）、胸内复发率（P=0.45）、野内失败率（P=0.62）、远处转移率（P=0.82）等均无显著差异。3级及以上食管炎发生率在bid组更高（P=0.05）；5级不良反应仅在bid组有4例（3%，P=0.04）[24]。

2017年Faivre-Finn等发表的一项Ⅲ期随机对照研究（CONVERT研究）探索了LS-SCLC患者同步放化疗的最佳放疗模式（表5-1），研究包括8个国家73个中心，共纳入547例患者。根据放疗分割方式不同随机分为两组，bid组（274例）放疗模式为45 Gy/30f/19天，1.5 Gy/次，bid；qd组（273例）放疗模式为66 Gy/33f/45天，2.0 Gy/次，qd；两组患者均接受4~6周期EP方案同步化疗，放疗均在化疗开始后第22天加入，中位随访时间45个月。bid组和qd组的中位OS分别为30个月和25个月，2年OS率分别为56%和51%，两组间绝对差异5.3%（95% CI：3.2%~13.7%），5年OS率分别为34%和31%，两组间绝对差异2.8%（95% CI：6.4%~12%），两组之间未观察到OS显著差异（P=0.14）。常见的3~4级急性不良反应是中性粒细胞减少，bid组和qd组分别为74%和65%，其中bid组发生4级中性粒细胞减少的几率更高（49% vs 38%，P=0.05）；而两组之间放疗相关3~4级食管炎（19% vs 19%，P=0.85）和放射性肺炎（3% vs 2%，P=0.70）的发生率没有显著差异。治疗相关死亡共11例，其中bid组3例，qd组8例[14]。CONVERT研究显示LS-SCLC患者行超分割放疗或常规分割放疗，生存上没有显著差异，且不良反应相近。

综上，同步放化疗中TRT的剂量及分割模式尚未形成统一，目前NCCN指南推荐的方案为：①首选总剂量45 Gy/3周，单次剂量1.5 Gy，bid；②推荐总剂量

60~70 Gy，单次剂量2.0 Gy，qd[13,21-22]。

1.5 胸部放疗的靶区范围

西南肿瘤协作组（Southwest Oncology Group，SWOG）完成的一项前瞻性Ⅲ期随机对照研究共纳入466例LS-SCLC患者，接受诱导化疗后，153例患者达到CR，另有191例达到PR或稳定（stable disease，SD）。PR或SD的患者均接受TRT，放疗范围包括原发灶、纵隔及锁骨上区。根据原发灶靶区范围随机分为两组，一组靶区范围为化疗前原发肿瘤侵犯区域，另一组靶区范围为化疗后原发肿瘤残存区域。结果显示两组的中位OS分别为51周和46周（P=0.73），无显著差异[25]。

以往的放疗范围为选择性淋巴结照射（elective nodal irradiation，ENI），而后续多项研究显示省略ENI后发生孤立性淋巴结复发的几率也很低[26]。因此，目前的前瞻性临床研究（包括CALGB 30610/RTOG 0538和CONVERT）基本上不再采用ENI。

Hu等一项前瞻性研究对比LS-SCLC不同放疗靶区范围对预后的影响。全组患者均接受6周期EP方案化疗，在2周期化疗后加入同步TRT（45 Gy/30f/19 d）。大体肿瘤体积（gross tumor volume，GTV）包括GTV-T（原发灶GTV）和GTV-N（化疗前阳性淋巴结GTV）。全组患者基于GTV-T的勾画范围随机分为两组：研究组（42例）为2周期化疗后原发肿瘤残存范围；对照组（43例）为化疗前原发肿瘤侵犯范围。临床靶体积（clinical target volume，CTV）的勾画为：CTV-T（原发灶CTV）为在GTV-T基础上三维外扩0.8 cm，CTV-N（淋巴结CTV）为在GTV-N基础上三维外扩1.5 cm，省略ENI。由于研究组可能出现显著生存劣势，因此在入组80例患者时安排了中期分析，结果显示：研究组和对照组患者的局部复发率分别为31.6%和28.6%（P=0.81）；孤立性淋巴结失败率分别为2.6%和2.4%（P=1.00），均出现在同侧锁骨上区，且纵隔N3期是预测孤立性淋巴结失败的唯一因素；1年、3年OS率分别为80.6% vs 78.9%和36.2% vs 36.4%（P=0.54）[26]。可见，以化疗后残留肿瘤作为GTV且省略ENI照射并未降低局部控制或生存。

目前，推荐LS-SCLC患者行TRT的靶区范围为：原发病灶GTV为化疗后肿瘤残存范围，淋巴结CTV省略ENI。勾画GTV时应参考化疗前的胸部增强CT所示原发灶及转移淋巴结范围，尤其在判断肺不张或转移淋巴结时可参考PET/CT图像，PET/CT最好是在化疗前的4周内获得，不能超过8周。

2 早期SCLC术后放疗的适应证

NCCN指南推荐手术适合用于Ⅰ～ⅡA期（T1-2 N0）

SCLC患者，分期超过T1-2、N0的患者不能从手术治疗中获益[27]。但初诊明确为I~IIA期SCLC的患者不到5%[28]。Yang等的研究纳入美国国家癌症数据库（National Cancer Database，NCDB）中1 574例术后分期为pT1-2N0M0的SCLC患者。共954例患者达到R0切除，其中59%（566例）的患者接受辅助治疗：单纯辅助化疗354例，辅助放化疗190例（包括99例PCI），单纯辅助放疗者22例。达R0切除的患者5年OS率为47.4%；与单纯手术相比，辅助化疗显著改善中位OS（66.0个月 vs 42.1个月）及5年OS率（52.7% vs 40.4%，P<0.01）；单因素分析显示辅助化疗或辅助化疗加PCI可以显著改善预后，而辅助化疗加放疗或单纯辅助放疗均未改善预后[29]。2015年，天津肿瘤医院回顾性分析71例临床分期为T1-2N0M0、行根治性切除术的SCLC患者。其中31例行辅助放疗，55例行新辅助或辅助化疗。结果显示对于术后N0的患者，术后行辅助放疗与未放疗两组患者的中位OS分别为47.3个月与96.8个月（P=0.561）；对于术后病理明确淋巴结转移（N+）的患者，术后行辅助放疗组的中位OS明显高于未放疗组（66.7个月 vs 34.6个月，P=0.016）[30]。

NCCN指南针对Ⅰ~ⅡA期SCLC患者，推荐R0术后行单纯辅助化疗；而对于术后病理明确有纵隔淋巴结转移的患者，应行辅助化疗联合纵隔放疗。

3　广泛期SCLC（extensive-stage small cell lung cancer，ES-SCLC）的胸部放疗

Jeremic等的一项随机对照研究结果显示（表5-2），对于转移负荷低、且化疗后达到完全缓解或接近完全缓解的患者，可以考虑后续加入TRT。该研究一共纳入210例ES-SCLC患者，接受EP方案化疗3周期，原发灶/远处转移灶达到CR/CR或者PR/CR的患者，随机分为两组：一组（55例）接受TRT（加速超分割54 Gy/36f/18 d）同步依托泊苷/卡铂（etoposide/carboplatin，EC）方案化疗2周期；另一组（54例）继续EP方案化疗4周期。化疗无效的患者未进入随机分组，但继续后续治疗。所有转移灶达CR的患者均接受PCI，最后可评估患者共206例。结果显示，全组患者中位OS为9个月，5年OS率为3.4%。放疗组与非放疗组相比，生存显著获益，两组患者的中位OS分别为17个月和11个月，5年OS率分别为9.1%和3.7%（P=0.041）；放疗组LC略高于非放疗组，差异接近有统计学意义（P=0.062）；两组患者间的无远处转移生存没有差别；非放疗组严重的急性反应发生率更高[31]。

Slotman等的一项前瞻性随机对照研究（Dutch CREST研究）纳入了498例ES-SCLC患者（表5-2），接受4~6周期标准化疗后，随机分为TRT组（247例，放疗剂量30 Gy/10f）及对照组（248例，无放疗），中位随访时间24个月。两

表5-2 ES-SCLC相关Ⅲ期随机对照研究数据汇总

第一作者（发表年份）	样本量（例）	分组/例数及治疗	放疗靶区	失败模式	生存	不良反应
Jeremic（1999）[31]	210（109例进入随机）	根据诱导化疗后治疗分组：同步放化疗组/55例（放疗54 Gy/36f，bid，EC方案同步化疗2周期后，EP方案巩固化疗2周期）；化疗组/54例（4周期EP方案化疗）诱导化疗为3周期EP方案化疗，原发灶/转移灶达到CR/CR或者PR/CR的患者进行随机；转移灶达CR的患者均进行PCI	所有肉眼可见病灶，同侧肺门外扩2 cm，全纵隔外扩1 cm，双侧锁骨上区	中位LRFS：30个月 vs 22个月（P=0.062）5年LRFS率：20% vs 8.1%5年DMFS率：27% vs 14%	中位OS：17个月 vs 11个月（P=0.041）5-y OS率：9.1% vs 3.7%	同步放化疗组更多见恶心、呕吐、脱发≥3级放疗相关食管炎：27% vs 0%
Slotman（2015）[32]	498	根据诱导化疗后治疗分组：TRT组/247例（放疗30 Gy/10f）；观察组/248例诱导化疗为4~6周期EP方案化疗，化疗后6周内进行随机分组，全组均行PCI	原发灶：以化疗后病灶外扩15 mm肺门及纵隔淋巴结；以化疗前范围确定靶区	孤立性胸内进展：19.8% vs 46%（P<0.0001）首次进展为胸内进展：41.7% vs 77.8%（P=0.009）	1-y OS率：33% vs 28%（P=0.066）；2-y OS率：13% vs 3%（P=0.004）；中位PFS：4个月 vs 3个月	≥3级不良反应组间无显著差异（P=0.28），无5级事件3级吞咽困难：0.4% vs 0%3级呼吸困难：1.2% vs 1.6%3级乏力：4.5% vs 3.2%

RCT，随机对照研究；EP，依托泊苷+顺铂；EC，依托泊苷+卡铂；CR，完全缓解；PR，部分缓解；TRT，胸部放疗；bid，每日2次；PCI，脑预防照射；LRFS，无局部复发生存；DMFS，无远处转移生存；OS，总生存；PFS，无进展生存。

组之间1年OS率无显著差异（放疗组33% vs 对照组28%，P=0.066）；然而，更新结果显示放疗组的2年OS率明显优于对照组（13% vs 3%，P=0.004），6个月PFS率亦明显优于对照，分别为24% vs 7%（P=0.001）。最常见的3级及以上不良反应为乏力（11例 vs 9例）和呼吸困难（3例 vs 4例）[32]。研究认为，系统治疗后胸内有肿瘤残存，但胸外转移灶负荷小且系统治疗有效的患者，可以从巩固性TRT中获益[33]。

Palma等将上述2项研究进行Meta分析，共604例ES-SCLC患者（302例接受TRT，302例未接受TRT）均接受铂类为基础的化疗，治疗结束无进展者行PCI。TRT的分割模式为30 Gy/10f、qd（247例）或54 Gy/36f、bid（55例）。结果显示接受TRT可以改善ES-SCLC患者OS（HR 0.81，95% CI：0.69~0.96，P=0.014）及PFS（HR 0.74，95% CI：0.64~0.87，P<0.001）[34]。

而2019年一项纳入3篇随机对照研究共690例患者的Meta分析结果显示，ES-SCLC患者行胸部巩固放疗可以显著改善PFS（P<0.0001）、显著降低胸内复发率（P<0.001），但未能显著改善OS（P=0.36）[35]。

因此，NCCN指南指出，对于ES-SCLC患者行巩固性TRT是可以考虑的，但仍需要进一步探索，以区分出可以从中获益的人群。巩固性TRT的剂量及分割模式可选择30 Gy/10f、60 Gy/30f或此范围内等效剂量的其他方案。

4 SCLC患者行PCI

对于LS-SCLC患者，50%~85%的患者在同步放化疗后达到CR，胸内复发明显减少，但脑转移逐渐成为肿瘤复发的主要失败模式。部分研究结果见表5-3。初诊时约10% SCLC患者伴有脑转移，但在2年内50%以上的SCLC患者会出现脑转移[42]。有随机对照研究结果显示，PCI可以有效降低脑转移的发生率，改善预后[43]。

一项Meta分析纳入7个前瞻性随机对照研究，包括987例前期治疗达到CR的SCLC患者，其中461例进入观察组，526例（62例为初诊广泛期）进入治疗组接受PCI（方案为24~40 Gy/8~20f）。结果显示PCI能显著改善生存，3年OS率绝对获益5.4%（15.3%升高至20.7%），3年脑转移累积发生率下降25.3%（58.6%降至33.3%）；接受PCI的患者中出现神经精神症状的只有2例[42]。

美国国家癌症研究所的监测、流行病学和最终结果（Surveillance, Epidemiology, and End Results，SEER）数据库对7995例LS-SCLC患者进行回顾性分析，其中670例明确PCI作为一线治疗的一部分。中位随访13个月后，未接受PCI的患者2年、5年、10年OS率分别为23%、11%、6%，而接受PCI的患者2年、5年、10年OS率分别为42%、19%、9%

表5-3 SCLC患者行PCI相关临床研究数据汇总

第一作者（发表年份）/研究设计	样本量（例）/分期	分组/例数及治疗	失败模式	生存	不良反应
Le Pechoux（2009）[36]/III期RCT	720/LS-SCLC	根据放化疗后CR患者PCI方式分组：标准组/360例（25 Gy/10f、2.5 Gy/次、qd）；高剂量组/360例（36 Gy/18f、2 Gy/次、qd或24 Gy/16f、1.5 Gy/次、bid）	脑转移：82例 vs 63例 2年脑转移发生率：29% vs 23%（P=0.18）	2-y OS率：42% vs 37%（P=0.05）	严重不良事件：5例 vs 0 乏力：30% vs 34% 头痛：24% vs 28% 恶心、呕吐：23% vs 28%
Xu（2017）[37]/回顾性	349/I~III期SCLC*	根据是否行PCI分组：PCI组/115例；观察组/234例 均为术后患者，66%行辅助放疗（平均剂量52 Gy）和化疗（83%者完成至少4周期）	NA	中位OS：36.40个月 vs 25.62个月（P=0.023） III期中位OS：29.34个月 vs 21.16个月（P=0.009） II期中位OS：36.40个月 vs 24.05个月（P=0.047） I期OS无差异	NA
Wu（2017）[38]/回顾性	283/I~IIIB期SCLC	根据分期分组：I~II期组/99例；III组/184例 全组患者均先完成根治性治疗，76%为根治性放疗（中位剂量45 Gy、bid或中位剂量54 Gy、qd），其余患者行根治性手术或手术联合TRT（N2、N3患者）；93%患者行含铂方案化疗（大多数为EP方案）完成PCI情况：34例（38.2%）vs 82例（44.6%）	全组120例（42%）出现远处转移：2年远转累积发生率：24% vs 48%；5年远转累积发生率：28% vs 55% 全组55例（19%）出现脑转移：2年脑转移累积发生率：10% vs 21%；5年脑转移累积发生率：12% vs 26% PCI有降低脑转移发生的趋势（HR 0.81，95% CI：0.48~1.39，P=0.45）	全组中位OS：26个月，2-y OS率和5-y OS率分别为53%和33% 2-y OS率：58% vs 51% 5-y OS率：49% vs 25% 分期是脑转移发生的独立因素，PCI降低III期SCLC脑转移发生率（P=0.02）	NA

续表5-3

第一作者（发表年份）/研究设计	样本量（例）/分期	分组/例数及治疗	失败模式	生存	不良反应
Slotman（2007）[39]（2009）[40]/Ⅲ期RCT	286/ES-SCLC	根据是否行PCI分组：PCI组/143例（20 Gy/5f、20 Gy/8f、24 Gy/12f、25 Gy/10f、30 Gy/10f或30 Gy/12f）；观察组/143例	症状性脑转移：24/143（16.8%）vs 59/143（41.3%）6月、12月症状性脑转移累积发生率：4.4%、14.6% vs 32%、40.4%颅外进展：88.8% vs 92.8%（无显著差异）	中位OS：6.7个月 vs 5.4个月1-y OS率：27.1% vs 13.3%	急性反应：5例3级头痛，15例2级恶心、呕吐，2例2级乏力，2例2级皮肤反应晚期反应：严重头痛及嗜睡共3例（2.2%）HRQOL评估：脱发及乏力
Takahashi（2017）[41]/Ⅲ期RCT、多中心	224/ES-SCLC	根据是否行PCI分组*：PCI组/113例（25 Gy/10f）；观察组/111例	NA	中位OS：11.6个月 vs 13.7个月（P=0.094）	治疗3个月时≥3级厌食：6% vs 2%≥3级不适感：3% vs <1%≥3级下肢无力：<1% vs 5%

RCT，随机对照研究；LS-SCLC，局限期小细胞肺癌；CR，完全缓解；PCI，脑预防照射；qd，每日1次；bid，每日2次；NA，未知；EP，依托泊苷+顺铂；TRT，胸部放疗；ES-SCLC，广泛期小细胞肺癌；HRQOL，健康相关生活质量；*化疗后、分组前均以头MRI确认无脑转移；*Ⅰ期22%、Ⅱ期30%、Ⅲ期48%。

（P<0.001）。未接受PCI的患者2年、5年、10年疾病相关OS率分别为28%、15%、11%，而接受PCI的患者2年、5年、10年疾病相关OS率分别为45%、27%、17%（P<0.001）[44]。因此，研究认为，PCI可以显著改善总生存和疾病相关生存。

因此，对于LS-SCLC经系统治疗达到CR或PR的患者，NCCN指南首选推荐行PCI。

但Wu等的一项回顾性研究认为分期与脑转移发生率相关，Ⅰ~Ⅱ期SCLC患者5年脑转移累积发生率为12%，Ⅲ期SCLC患者为26%。该研究认为Ⅰ~Ⅱ期SCLC患者脑转移发生率低，PCI的作用有限[38]。

针对ES-SCLC患者，欧洲癌症研究与治疗组织（European Organization for Research and Treatment of Cancer，EORTC）进行了一项随机对照研究评估PCI的疗效，研究纳入286例ES-SCLC一线化疗有效的患者，随机分为PCI组和观察组。结果显示，PCI降低了脑转移率，延长了生存。PCI组患者更少出现有症状的脑转移（HR 0.27，95% CI：0.16~0.44，P<0.001），PCI组和观察组患者脑转移1年累积发生率分别为14.6%（95% CI：8.3%~20.9%）和40.4%（95% CI：32.1%~48.6%）；PCI组和对照组的中位PFS分别为14.7周 vs 12.0周，中位OS分别6.7个月 vs 5.4个月，1年OS率分别为27.1% vs 13.3%[39]。然而该研究未在PCI前统一进行脑的影像学检查以排除脑转移，因此行PCI时患者脑转移状态不明确；同时该研究也未规定PCI的具体剂量和分割方式。

日本近期的一项Ⅲ期随机对照研究与EORTC的研究设计相似，PCI采用25 Gy/10f，且要求PCI之前必行脑MRI检查以排除转移，研究结果与前述研究相反。研究共入组224例含铂方案化疗有效的ES-SCLC患者，对前163例患者的中期分析提示阴性结果，因而研究提前关闭。最终结果显示，PCI组（113例）患者中位OS为11.6个月，观察组（111例）患者中位OS为13.7个月（HR 1.27，95% CI：0.96~1.68，P=0.094）；最常见的3级及以上不良反应是厌食（6% vs 2%）、不适感（3% vs 1%）及下肢无力（<1% vs 5%），未见治疗相关死亡事件[41]。此研究结果显示，PCI不能改善ES-SCLC患者的长期生存。

因此，NCCN对于ES-SCLC经系统治疗有效的患者建议考虑行PCI；未行PCI的患者，NCCN推荐脑MRI密切随访。根据患者情况，无论是PCI还是脑MRI密切随访都是合适的选择。

由于PCI可能会引起晚期神经相关损伤，有相关研究认为单次剂量超过3 Gy或者PCI同步化疗时损伤会增加[45]。因此，一般状态差，如东部肿瘤协作组（Eastern Cooperative Oncology Group，ECOG）评分3~4分，或神经认知功能缺陷的患者不建议行PCI。美金刚胺是一种N-甲基-D-天冬氨酸受体拮抗剂，可以延缓全脑放疗患者认知功能缺陷的发生。Brown等开展了一项随机对照研究，将接受全脑放疗的患者随机分为两组，一组接受美金刚胺，给药方式为第1周（放疗第1天起）每天早上5 mg，第2周每天早晚各5 mg，第3周每天早10 mg、晚5 mg，第4~24周每天早晚各10 mg；另一组给予安慰剂。共入组508例患者，两组的3、4级毒性反应相似，第24周时美金刚胺组延迟回忆衰退相对较少（$P=0.059$），可能由于第24周时可分析数据共只有149例，导致统计力减弱；美金刚胺组出现认知能力下降间隔时间更长（$P=0.01$）；第24周时认知功能缺陷发生率美金刚胺组与安慰剂组分别为53.8%和64.9%，美金刚胺组在第8周（$P=0.008$）、第16周（$P=0.0041$）的执行能力，以及第24周的执行速度（$P=0.0137$）和延迟认识（$P=0.0149$）方面均优于对照组[46]。此研究认为，美金刚胺安全可靠，能延缓PCI患者认知功能缺陷的发生。因此，NCCN指南指出行PCI的患者可考虑使用美金刚胺。

常用的PCI分割模式为全脑25 Gy/10f（2.5 Gy/次）[36,39,42]，对于ES-SCLC患者也可选择全脑20 Gy/5f[39]；高剂量（如36 Gy）PCI与低剂量（25 Gy）PCI对比，死亡率和毒性增加[47]。PCI治疗常见的急性毒性反应包括疲劳、头痛、恶心和呕吐等。

5　SCLC患者行放疗适应证推荐（参考NCCN指南[48]）

对于分期超过T1-2、N0的LS-SCLC患者：首选同步放化疗，并且应在化疗第1周期或第2周期时即开始胸部放疗。

对于Ⅰ~ⅡA期SCLC患者：R0术后首选单纯辅助化疗；而对于术后病理明确有纵隔淋巴结转移的患者，应行辅助化疗联合纵隔放疗。

对于ES-SCLC患者：可以考虑在全身系统治疗的基础上行巩固性胸部放疗。

SCLC患者行PCI：对于LS-SCLC经系统治疗达到CR或PR的患者，首选推荐行PCI；对于ES-SCLC经系统治疗有效的患者，建议行PCI。

6　SCLC患者放射治疗流程及实践

6.1　定位前准备

评估患者病情，完善相关检查，向患者及家属交待病情及治疗方案，取得患者配合，签署放化疗知情同意书。

治疗患者内科合并症。

6.2　胸部放疗CT定位

胸部放疗常用体位为仰卧位，垫B枕稳定头部，双手抱肘上举置于额前，固定胸–上腹部；若需照射锁骨上区，可视具体情况将双臂置于身体两侧，垫C枕，固定颈肩–胸–上腹部。CT模拟定位机下增强扫描定位，扫描层厚3~5 mm，范围包括环状软骨水平至肝下缘（第二腰椎）。如合并肺不张或肿瘤侵犯胸壁，可做相同固定条件下的MRI定位扫描，将定位CT和定位MRI图像融合。如有条件，可做相同固定条件下的PET/CT定位扫描，将定位CT和定位PET图像融合。呼吸运动是患者本身相关的因素，有条件的单位应采用疗前4D-CT或4D-PET/CT定位。腹部加压可降低呼吸运动幅度，从而减少肿瘤随呼吸的运动幅度。深吸气屏气（deep inspiration breath-hold，DIBH）可减少肿瘤动度，降低肺受照射剂量，同时也可降低心脏受照射剂量[49]。

6.3 靶区定义

6.3.1 大体肿瘤体积（GTV）

EORTC推荐分别在CT图像的肺窗和纵隔窗上勾画原发灶和转移淋巴结的GTV（gross tumor volume，GTV）[49]，可分别用GTVp（gross tumor volume of primary tumor）和GTVn（gross tumor volume of lymph node）表示（参考本书第三章7.3节相关内容）。GTV的勾画以化疗后残留病灶的影像表现为主，须充分参考化疗前的各项检查资料；若化疗后达到CR，也应参考化疗前GTV所在区域设定高危区。

6.3.2 临床靶体积（CTV）

对于原发灶的CTV，在GTVp基础上外扩5 mm[49]；对于淋巴结的CTV，则需要参考化疗前阳性淋巴结，勾画GTVn所在淋巴引流区，省略ENI。根据原发肿瘤周围的解剖屏障，对CTV适当修改。如没有证据证明肿瘤侵犯椎体或其他邻近器官，需要手动缩回CTV边界。

6.3.3 内靶体积（internal target volume，ITV）

ITV将所有呼吸运动所致肿瘤运动范围均考虑进去，包括呼吸运动中肿瘤的变形。由于呼吸运动幅度差异很大，不建议所有患者采用相同的外扩边界。可在4D-CT每个时相上勾画GTV，确定CTV，合并形成ITV，或者根据最大密度投影（maximum intensity projection，MIP）勾画出GTV及相应CTV，形成ITV。

6.4 LS-SCLC患者的胸部放疗剂量

目前NCCN指南推荐的放疗剂量为：①首选总剂量45 Gy/3周，单次剂量1.5 Gy，bid；②推荐总剂量60~70 Gy/6~7周，单次剂量2.0 Gy，qd。

参考文献

[1] Govindan R, Page N, Morgensztern D, et al. Changing epidemiology of small-cell lung cancer in the United States over the last 30 years: analysis of the surveillance, epidemiologic, and end results database[J]. J Clin Oncol, 2006, 24(28): 4539-4544.

[2] Pesch B, Kendzia B, Gustavsson P, et al. Cigarette smoking and lung cancer--relative risk estimates for the major histological types from a pooled analysis of case-control studies[J]. Int J Cancer, 2012, 131(5): 1210-1219.

[3] Jett JR, Schild SE, Kesler KA, et al. Treatment of small cell lung cancer: Diagnosis and management of lung cancer, 3rd ed: American College of Chest Physicians evidence-based clinical practice guidelines[J]. Chest, 2013, 143(5 Suppl): e400S-e419S.

[4] Kalemkerian GP. Advances in the treatment of small-cell lung cancer[J]. Semin Respir Crit Care Med, 2011, 32(1): 94-101.

[5] Stinchcombe T E and Gore E M. Limited-stage small cell lung cancer: current chemoradiotherapy treatment paradigms[J]. Oncologist, 2010, 15(2): 187-195.

[6] Demedts IK, Vermaelen KY, van Meerbeeck JP. Treatment of extensive-stage small cell lung carcinoma: current status and future prospects[J]. Eur Respir J, 2010, 35(1): 202-215.

[7] Yu JB, Decker RH, Detterbeck FC, et al. Surveillance epidemiology and end results evaluation of the role of surgery for stage I small cell lung cancer[J]. J Thorac Oncol, 2010, 5(2): 215-219.

[8] Foster NR, Mandrekar SJ, Schild SE, et al. Prognostic factors differ by tumor stage for small cell lung cancer: a pooled analysis of North Central Cancer Treatment Group trials[J]. Cancer, 2009, 115(12): 2721-2731.

[9] Chute JP, Chen T, Feigal E, et al. Twenty years of phase III trials for patients with extensive-stage small-cell lung cancer: perceptible progress[J]. J Clin Oncol, 1999, 17(6): 1794-1801.

[10] Takada M, Fukuoka M, Kawahara M, et al. Phase III study of concurrent versus sequential thoracic radiotherapy in combination with cisplatin and etoposide for limited-stage small-cell lung cancer: results of the Japan Clinical Oncology Group Study 9104[J]. J Clin Oncol, 2002, 20(14): 3054-3060.

[11] Murray N, Coy P, Pater J L, et al. Importance of timing for thoracic irradiation in the combined modality treatment of limited-stage small-cell lung cancer. The National Cancer Institute of Canada Clinical Trials Group[J]. J Clin Oncol, 1993, 11(2): 336-344.

[12] Spiro SG, James LE, Rudd RM, et al. Early compared with late radiotherapy in combined modality treatment for limited disease small-cell lung cancer: a London Lung Cancer Group multicenter randomized clinical trial and meta-analysis[J]. J Clin Oncol, 2006, 24(24): 3823-3830.

[13] Roof KS, Fidias P, Lynch TJ, et al. Radiation dose escalation in limited-stage small-cell lung cancer[J]. Int J Radiat Oncol Biol Phys, 2003, 57(3): 701-708.

[14] Faivre-Finn C, Snee M, Ashcroft L, et al. Concurrent once-daily versus twice-daily chemoradiotherapy in patients with limited-stage small-cell lung cancer (CONVERT): an open-label, phase 3, randomised,

superiority trial[J]. Lancet Oncol, 2017, 18(8): 1116-1125.

[15] Bonner JA, Sloan JA, Shanahan TG, et al. Phase III comparison of twice-daily split-course irradiation versus once-daily irradiation for patients with limited stage small-cell lung carcinoma[J]. J Clin Oncol, 1999, 17(9): 2681-2691.

[16] Kubota K, Hida T, Ishikura S, et al. Etoposide and cisplatin versus irinotecan and cisplatin in patients with limited-stage small-cell lung cancer treated with etoposide and cisplatin plus concurrent accelerated hyperfractionated thoracic radiotherapy (JCOG0202): a randomised phase 3 study[J]. Lancet Oncol, 2014, 15(1): 106-113.

[17] Pignon JP, Arriagada R, Ihde DC, et al. A meta-analysis of thoracic radiotherapy for small-cell lung cancer[J]. N Engl J Med, 1992, 327(23): 1618-1624.

[18] Warde P and Payne D. Does thoracic irradiation improve survival and local control in limited-stage small-cell carcinoma of the lung? A meta-analysis[J]. J Clin Oncol, 1992, 10(6): 890-895.

[19] Fried DB, Morris DE, Poole C, et al. Systematic review evaluating the timing of thoracic radiation therapy in combined modality therapy for limited-stage small-cell lung cancer[J]. J Clin Oncol, 2004, 22(23): 4837-4845.

[20] De Ruysscher D, Lueza B, Le Pechoux C, et al. Impact of thoracic radiotherapy timing in limited-stage small-cell lung cancer: usefulness of the individual patient data meta-analysis[J]. Ann Oncol, 2016, 27(10): 1818-1828.

[21] Miller K L, Marks L B, Sibley G S, et al. Routine use of approximately 60 Gy once-daily thoracic irradiation for patients with limited-stage small-cell lung cancer[J]. Int J Radiat Oncol Biol Phys, 2003, 56(2): 355-359.

[22] Bogart JA, Herndon JE, 2nd, Lyss AP, et al. 70 Gy thoracic radiotherapy is feasible concurrent with chemotherapy for limited-stage small-cell lung cancer: analysis of Cancer and Leukemia Group B study 39808[J]. Int J Radiat Oncol Biol Phys, 2004, 59(2): 460-468.

[23] Turrisi AT, 3rd, Kim K, Blum R, et al. Twice-daily compared with once-daily thoracic radiotherapy in limited small-cell lung cancer treated concurrently with cisplatin and etoposide[J]. N Engl J Med, 1999, 340(4): 265-271.

[24] Schild SE, Bonner JA, Shanahan TG, et al. Long-term results of a phase III trial comparing once-daily radiotherapy with twice-daily radiotherapy in limited-stage small-cell lung cancer[J]. Int J Radiat Oncol Biol Phys, 2004, 59(4): 943-951.

[25] Kies MS, Mira JG, Crowley JJ, et al. Multimodal therapy for limited small-cell lung cancer: a randomized study of induction combination chemotherapy with or without thoracic radiation in complete responders; and with wide-field versus reduced-field radiation in partial responders: a Southwest Oncology Group Study [J]. J Clin Oncol, 1987, 5(4): 592-600.

[26] Hu X, Bao Y, Zhang L, et al. Omitting elective nodal irradiation and irradiating postinduction versus preinduction chemotherapy tumor extent for limited-stage small cell lung cancer: interim analysis of a prospective randomized noninferiority trial[J]. Cancer, 2012, 118(1): 278-287.

[27] Lad T, Piantadosi S, Thomas P, et al. A prospective randomized

trial to determine the benefit of surgical resection of residual disease following response of small cell lung cancer to combination chemotherapy [J]. Chest, 1994, 106(6 Suppl): 320S-323S.

[28] Ignatius Ou SH, Zell JA. The applicability of the proposed IASLC staging revisions to small cell lung cancer (SCLC) with comparison to the current UICC 6th TNM Edition[J]. J Thorac Oncol, 2009, 4(3): 300-310.

[29] Yang CF, Chan DY, Speicher PJ, et al. Role of Adjuvant Therapy in a Population-Based Cohort of Patients With Early-Stage Small-Cell Lung Cancer[J]. J Clin Oncol, 2016, 34(10): 1057-1064.

[30] 刘维帅, 赵路军, 张宝忠, 等. 术后放疗在T1-2N0M0期SCLC治疗中的意义[J]. 中华放射肿瘤学杂志, 2015, 24(5): 484-487.

[31] Jeremic B, Shibamoto Y, Nikolic N, et al. Role of radiation therapy in the combined-modality treatment of patients with extensive disease small-cell lung cancer: A randomized study[J]. J Clin Oncol, 1999, 17(7): 2092-2099.

[32] Slotman BJ, van Tinteren H, Praag JO, et al. Use of thoracic radiotherapy for extensive stage small-cell lung cancer: a phase 3 randomised controlled trial[J]. Lancet, 2015, 385(9962): 36-42.

[33] Slotman BJ, van Tinteren H, Praag JO, et al. Radiotherapy for extensive stage small-cell lung cancer - Authors' reply[J]. Lancet, 2015, 385(9975): 1292-1293.

[34] Palma DA, Warner A, Louie AV, et al. Thoracic Radiotherapy for Extensive Stage Small-Cell Lung Cancer: A Meta-Analysis[J]. Clin Lung Cancer, 2016, 17(4): 239-244.

[35] Rathod S, Jeremic B, Dubey A, et al. Role of thoracic consolidation radiation in extensive stage small cell lung cancer: A systematic review and meta-analysis of randomised controlled trials[J]. Eur J Cancer, 2019, 110: 110-119.

[36] Le Péchoux C, Dunant A, Senan S, et al. Standard-dose versus higher-dose prophylactic cranial irradiation (PCI) in patients with limited-stage small-cell lung cancer in complete remission after chemotherapy and thoracic radiotherapy (PCI 99-01, EORTC 22003-08004, RTOG 0212, and IFCT 99-01): a randomised clinical trial[J]. Lancet Oncol, 2009, 10(5): 467-474.

[37] Xu J, Yang H, Fu X, et al. Prophylactic Cranial Irradiation for Patients with Surgically Resected Small Cell Lung Cancer [J]. J Thorac Oncol, 2017, 12(2): 347-353.

[38] Wu AJ, Gillis A, Foster A, et al. Patterns of failure in limited-stage small cell lung cancer: Implications of TNM stage for prophylactic cranial irradiation[J]. Radiother Oncol, 2017, 125(1): 130-135.

[39] Slotman B, Faivre-Finn C, Kramer G, et al. Prophylactic cranial irradiation in extensive small-cell lung cancer [J]. N Engl J Med, 2007, 357(7): 664-672.

[40] Slotman BJ, Mauer ME, Bottomley A, et al. Prophylactic cranial irradiation in extensive disease small-cell lung cancer: short-term health-related quality of life and patient reported symptoms: results of an international Phase III randomized controlled trial by the EORTC Radiation Oncology and Lung Cancer Groups [J]. J Clin Oncol, 2009, 27(1): 78-84.

[41] Takahashi T, Yamanaka T, Seto T, et al. Prophylactic cranial irradiation versus observation in patients with extensive-disease

small-cell lung cancer: a multicentre, randomised, open-label, phase 3 trial[J]. Lancet Oncol, 2017, 18(5): 663-671.

[42] Aupérin A, Arriagada R, Pignon JP, et al. Prophylactic cranial irradiation for patients with small-cell lung cancer in complete remission. Prophylactic Cranial Irradiation Overview Collaborative Group[J]. N Engl J Med, 1999, 341(7): 476-484.

[43] Arriagada R, Le Chevalier T, Borie F, et al. Prophylactic cranial irradiation for patients with small-cell lung cancer in complete remission[J]. J Natl Cancer Inst, 1995, 87(3): 183-190.

[44] Patel S, Macdonald O K and Suntharalingam M. Evaluation of the use of prophylactic cranial irradiation in small cell lung cancer [J]. Cancer, 2009, 115(4): 842-850.

[45] Le Péchoux C, Laplanche A, Faivre-Finn C, et al. Clinical neurological outcome and quality of life among patients with limited small-cell cancer treated with two different doses of prophylactic cranial irradiation in the intergroup phase III trial (PCI99-01, EORTC 22003-08004, RTOG 0212 and IFCT 99-01)[J]. Ann Oncol, 2011, 22(5): 1154-1163.

[46] Brown PD, Pugh S, Laack N N, et al. Memantine for the prevention of cognitive dysfunction in patients receiving whole-brain radiotherapy: a randomized, double-blind, placebo-controlled trial[J]. Neuro Oncol, 2013, 15(10): 1429-1437.

[47] Wolfson AH, Bae K, Komaki R, et al. Primary analysis of a phase II randomized trial Radiation Therapy Oncology Group (RTOG) 0212: impact of different total doses and schedules of prophylactic cranial irradiation on chronic neurotoxicity and quality of life for patients with limited-disease small-cell lung cancer [J]. Int J Radiat Oncol Biol Phys, 2011, 81(1): 77-84.

[48] NCCN. The NCCN small cell lung cancer clinical practice guidelines in oncology (version 1.2019)[EB/OL]. Fort Washington: NCCN, 2019[2019-04-09]. https://www.nccn.org/professionals/physician_gls/pdf/sclc.pdf

[49] De Ruysscher D, Faivre-Finn C, Moeller D, et al. European Organization for Research and Treatment of Cancer (EORTC) recommendations for planning and delivery of high-dose, high precision radiotherapy for lung cancer[J]. Radiother Oncol, 2017; 124(1): 1-10.

第六章　小细胞肺癌病例与靶区定义

病例：局限期小细胞肺癌（图6-1～图6-6）

患者，男，58岁，主因"间断咳嗽、咳痰3个月"就诊。

患者于就诊前3个月无明显诱因出现间断咳嗽、咳痰，咳白痰，无痰中带血，无胸闷、胸痛、发热、声音嘶哑、咯血、乏力、消瘦等不适。既往史：高血压病史20余年，最高血压165/90 mmHg，现口服药物，血压控制良好。吸烟40年，平均20支/日。查体：ECOG 1级，双侧颈部及锁骨上区未触及明显肿大淋巴结，心肺腹查体无特殊。胸部增强CT示：右肺中叶外侧段支气管截断，近肺门处可见软组织肿物，大小54 mm×38 mm，边缘分叶状，增强扫描可见不均匀强化，右肺门及纵隔7组可见增大淋巴结，大者约15 mm×11 mm。PET/CT示：右肺中叶高代谢肿物，肿物最大截面49 mm×40 mm，SUVmax 10.9；右肺门及纵隔7组见肿大淋巴结，大小15 mm×7 mm，SUVmax 4.8。头颅增强MRI未见明显转移征象。气管镜活检病理示：（右肺中叶）小细胞癌。免疫组化：CK（+），TTF-1（+），Syn（+），CgA（+），CK56（+），Ki-67（+>75%）。肺功能：通气功能正常，肺总量正常，弥散功能正常。肺部肿瘤标志物：神经元特异性烯醇化酶（neuron-specific enolase，NSE）41.85 ng/mL，胃泌素释放肽前体（Pro-gastrin releasing peptide，ProGRP）108.67 pg/mL。

诊断

右肺中叶小细胞癌 局限期 cT3N2M0 Ⅲ B 期（AJCC 8th）

　　10R、7 组淋巴结转移

高血压病（2 级，中危）

治疗原则 患者诊断为局限期小细胞肺癌，首选同步放化疗。化疗结束后全面复查，肺部病灶达 PR 或 CR，且无其他部位转移，再行脑预防照射。

治疗方案 依托泊苷 + 顺铂化疗 1 周期后开始同步放化疗。放疗采用调强放疗，处方剂量：95%PTV 45 Gy/30f/3 周，2 次 / 天，5 天 / 周。

靶区勾画说明

❖ GTVp 为原发肿瘤大体体积。

❖ GTVn 为右肺门及纵隔 7 组转移淋巴结。

❖ CTV 为 GTVp 基础上三维外扩 5 mm 及 GTVn 所在淋巴引流区。

■ CTV

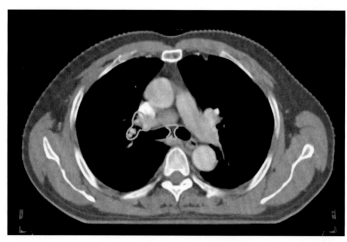

图6-1 隆凸水平（CTV上界）

■ GTVn
■ CTV

■ GTVn
■ CTV

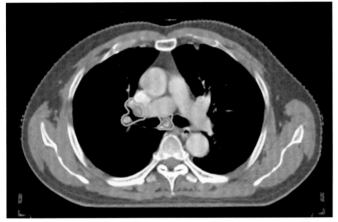

图6-2 隆凸下0.5 cm水平（GTVn上界）

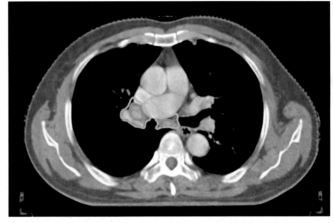

图6-3 隆凸下1.5 cm水平（GTVn最大层面）

135

■ GTVp
■ CTV

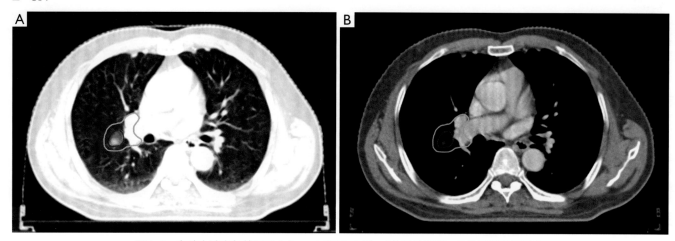

图6-4　右肺中叶支气管开口上1 cm（GTVp上界，A为肺窗图像，B为纵隔窗图像）

136

■ GTVp

■ CTV

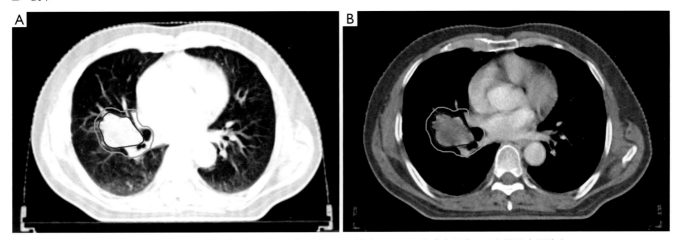

图6-5　右肺中叶支气管开口下1 cm水平（GTVp最大层面，A为肺窗图像，B为纵隔窗图像）

■ GTVp

■ CTV

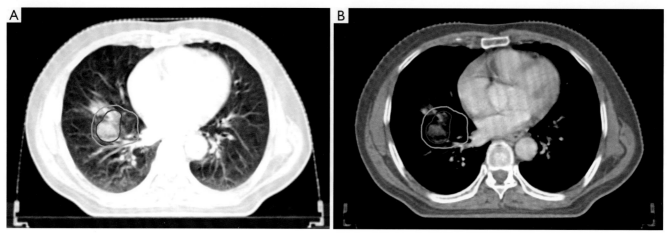

图6-6　右肺中叶支气管开口下2 cm水平（GTVp下界，A为肺窗图像，B为纵隔窗图像）

第四部分
食管癌

第七章 食管癌放疗证据及临床实践

我国是食管癌的高发国家，2015年新诊断的食管癌约47.79万例，死亡约37.50万例[1]，发病和死亡例数均约占全球50%。尤其在卫生资源缺乏的中西部农村地区，食管癌是当地居民的主要疾病负担。食管癌的病理类型主要为鳞癌及腺癌。欧美国家中腺癌是最多见的病理类型[2]；而在我国食管癌病例中，鳞癌占90%以上[3]。目前手术仍是食管癌的主要治疗手段，但ⅡA～Ⅲ期食管癌患者单纯手术治疗5年生存率仅为20.6%~34.0%[4]。尽管手术和麻醉技术的改善降低了围手术期死亡率，但术后较高的复发率（34%~79%）导致这种进步未能转化为生存获益[5-6]。为了降低手术患者的复发率、提高远期生存，食管癌的新辅助放化疗和术后辅助放化疗发挥了重要的作用。另外，食管癌患者往往因临床症状出现较晚，发现时即无法手术。针对这部分患者，根治性的放化疗是其主要的治疗手段。综上所述，放疗是胸段食管癌综合治疗中的重要手段。本文将根据美国癌症联合会（AJCC）第8版食管癌分期[7]，从新辅助放化疗、根治性放化疗及辅助放化疗3个方面阐述胸段食管癌的放疗研究进展，并结合共识及临床研究结果探讨胸段食管癌放疗适应证及靶区定义。

1 食管癌新辅助同步放化疗

目前，手术依然是早期和局部晚期可切除食管癌的主要治疗方式。法国FFCD 9901研究入组了195例Ⅰ～Ⅱ期食管患者，其中鳞癌137例，腺癌57例。随机分为单纯手术组（n=97例）和新辅助放化疗+手术组（n=98例；化疗方案：氟尿嘧啶+顺铂，放疗方案：45 Gy/25f/5周）。结果显示，对于早期食管癌，新辅助放化疗较单纯手术未能提高R0切除率（93.8% vs 92.1%，P=0.749）和3年总生存（overall survival，OS）率（47.5% vs 53.0%，P=0.940）。术前的新辅助治疗反而增加了围手术期死亡率（11.1% vs 3.4%，P=0.049）[8]。但此研究存在参与中心过多、年份跨度较长、围手术期死亡率较高等问题。欧洲肿瘤内科学会（European Society for Medical Oncology，ESMO）指南认为，在较局限的胸段食管癌中新辅助治疗的价值尚未明确。根据FFCD 9901研究，对cT2N0的食管癌患者，推荐将手术作为初始治疗方案[9]。美国国立综合癌症网络（National Comprehensive Cancer Network，NCCN）指南[10]中也对分期为cT1b或cT2N0的低危病灶（直径<2 cm、高分化）且无远处转移的食管癌患者推荐首选手术切除。

但由于30%~50%的食管癌患者在就诊时疾病已达局部晚期，无法达到R0切除，故单纯手术不是最佳治疗方案，需要进行综合治疗。多项Meta分析显示，新辅助治疗能够提高局部晚期食管癌患者的R0切除率和生存率[11-13]。其中新辅助放化疗对比单纯手术的随机对照研究（randomized controlled trial，RCT）结果列于表7-1。

其中Walsh等的研究纳入了113例食管腺癌患者，行顺铂联合氟尿嘧啶化疗2周期同步放疗40 Gy/15f后手术（新辅助放化疗+手术组）或单纯手术（单纯手术组），其中新辅助放化疗+手术组达到了25%的病理完全缓解（pCR）率，1、2、3年OS率分别为52%、37%和32%，而手术组为44%、26%和6%，中位OS分别为16个月和11个月（P=0.01）[14]。该研究的问题主要为全组患者均为食管腺癌，且单纯手术组的生存较差。CALGB 9781研究计划入组478例，但因入组缓慢，最终仅入组了56例食管癌及食管胃结合部癌患者，其中腺癌占75%，鳞癌占25%。随机分为新辅助放化疗+手术组（n=30例）和单纯手术组（n=26例），新辅助放化疗+手术组采用顺铂联合氟尿嘧啶方案，放疗剂量为50.4 Gy/28f。结果显示，新辅助放化疗+手术组的pCR率达40%，新辅助放化疗+手术组和单纯手术组5年OS率分别为39%和16%，中位OS分别为4.48年和1.79年（P=0.002）[15]。上述两研究的手术相关并发症均无显著差异。

CROSS研究纳入368例食管癌或食管胃交界区肿瘤患者，其中75%病理类型为腺癌，23%病理类型为鳞癌，大细胞未分化癌7例。其中80.7%患者的T分期为T3，61.8%为淋巴结阳性。新辅助放化疗组放疗剂量为41.4 Gy/23f，同步紫杉醇联合卡铂方案化疗。结果显示，新辅助放化疗较单纯手术显著提高了患者的OS，两组的中位OS分别为

表7-1 胸段食管癌新辅助放化疗随机对照研究数据汇总

第一作者（发表年份）	样本量（例）/期别/部位/病理	分组/例数及治疗	放疗方案	联合治疗反应率（%）	生存	不良反应
Walsh（1996）[14]	113/可手术/胸段/AC	新辅助放化疗联合手术组/58例（放疗剂量40 Gy，同步化疗为5-FU+DDP）单纯手术组/55例	方式：2D-RT（对穿野或三野照射）靶区：原发灶上下方向外扩5 cm，径向外扩2~3 cm剂量：40 Gy/15f	CR：25.0	中位OS：16个月 vs 11个月（P=0.01）1年OS率：52% vs 44%2年OS率：37% vs 26%3年OS率：32% vs 6%	综合治疗组：6例3级、2例4级、1例治疗中因瘤床出血死亡
Tepper（2008）CALGB 9781研究[15]	56/可手术/胸段、EGJ/AC（75%）、SCC（25%）	新辅助放化疗联合手术组/30例（放疗剂量50.4Gy，同步化疗为5-FU+DDP）单纯手术组/26例	方式：2D-RT靶区：原发灶上下方向外扩5 cm，径向外扩2 cm；肿瘤高于隆凸2 cm包括锁骨上；原发灶位于食管远端1/3或腹腔淋巴结肿大则包括该区域剂量：50.4 Gy/28f	CR：40.0 PR：40.0 SD：8.0 PD：8.0 NE：4.0	中位OS：4.48年 vs 1.79年（P=0.002）5年OS率：39.0% vs 16.0%中位PFS：3.47年 vs 1.01年（P=0.007）	≥3级毒性：28例 vs 18例
Mariette（2014）FFCD 9901研究[8]	195/Ⅰ~Ⅱ期/胸段/AC（70.3%）、SCC（29.2%）、未分化癌（0.5%）	新辅助放化疗联合手术组/98例（放疗剂量45Gy，同步化疗为5-FU+DDP）单纯手术组/97例	方式：3D-CRT靶区：GTV为原发灶及转移淋巴结，CTV为GTV外扩3 cm，PTV为CTV三维外扩1 cm剂量：45 Gy/25f	pCR：33.3 TRG1：43.4 TRG2：30.3 TRG3：13.2 TRG4：10.5 TRG5：2.6	中位OS：31.8个月 vs 41.2个月（P=0.94）3年OS率：47.5% vs 53.0%5年OS率：41.1% vs 33.8%	术后并发症：55.6% vs 52.8%（P=0.720）

续表7-1

第一作者（发表年份）	样本量（例）/期别/部位/病理	分组/例数及治疗	放疗方案	联合治疗反应率（%）	生存	不良反应
Shapiro（2015）CROSS研究[16]	368/ T1N1M0、T2-3N0-1M0/胸段、EGJ/AC（75%）、SCC（23%）、未分化癌2%	新辅助放化疗联合手术组/180例（放疗剂量41.4Gy，同步化疗为卡铂+紫杉醇）单纯手术组/188例	方式：3D-CRT 靶区：GTV为原发灶及转移淋巴结，PTV为GTV上下外扩4 cm、径向外扩1.5 cm（贲门病变远端外扩3 cm）剂量：41.4 Gy/23f	pCR: 29 术后N+: 31 vs 74	中位OS：全组48.6个月 vs 24.0个月（P=0.003），SCC亚组81.6个月 vs 21.1个月（P=0.008），AC亚组43.2个月 vs 27.1个月（P=0.038）1年OS率：81% vs 70% 2年OS率：67% vs 50% 3年OS率：58% vs 44% 5年OS率：47% vs 33%	术前综合治疗组：>3级血液学毒性13例（8%）；>3级非血液学毒性18例（11%）
Yang（2018）NEOCRTEC 5010研究[17]	451/ T1-4N1M0、T4N0M0/部位不限/SCC	新辅助放化疗联合手术组/224例（放疗剂量40Gy，同步化疗为长春瑞滨+DDP）单纯手术组/227例	方式：3D-CRT 靶区：GTV为原发灶及转移淋巴结，CTV为GTV上下外扩3 cm、径向外扩0.5~1.0 cm，PTV为CTV外扩0.8 cm 剂量：40 Gy/20f	pCR: 43.2 ypT0N1: 14.6 R0切除率：98.4 vs 91.2（P=0.002）	中位OS：100.1个月 vs 66.5个月（P=0.025）1年OS率：90.0% vs 86.2% 2年OS率：75.1% vs 72.5% 3年OS率：69.1% vs 58.9% 中位DFS：100.1个月 vs 41.7个月（P<0.001）	术前综合治疗组：≥3级血液学毒性121例（54.3%）≥3级非血液学毒性16例（7.2%）；术后并发症两组差异无统计学意义

AC，腺癌；5-FU，氟尿嘧啶；DDP，顺铂；2D-RT，二维常规放疗；CR，完全缓解；OS，总生存；EGJ，食管胃交界部；SCC，鳞癌；PR，部分缓解；SD，疾病稳定；PD，疾病进展；NE，未知；PFS，无进展生存；3D-RT，三维适型放疗；GTV，大体肿瘤体积；CTV，临床靶体积；PTV，计划靶体积；pCR，病理完全缓解；TRG，肿瘤消退分级；EUS，超声内镜；R0，病理无残留；DFS，无疾病生存。

48.6个月与24.0个月，5年OS率为47%与33%（P=0.003）。分层分析显示，单纯手术组鳞癌和腺癌亚组局部复发率分别为47%和30%，而新辅助放化疗组的分别为15%和14%（亚组间无显著差别），提示新辅助放化疗可降低局部复发率。经新辅助同步放化疗患者的pCR率为29%（47/161），其中鳞癌为49%（18/37），腺癌为23%（28/121），提示新辅助放化疗对于鳞癌的效果更好（P=0.008）[16,18-20]。

由于CROSS研究的大部分患者为腺癌，2018年的NEOCRTEC5010研究分析了中国人群的局部晚期食管鳞癌患者新辅助放化疗对比单纯手术的疗效。该研究纳入451例可切除的食管鳞癌患者，随机分为新辅助放化疗+手术组（224例）或单纯手术组（227例）。新辅助放化疗+手术组患者接受长春瑞滨联合顺铂的方案同步化疗，放疗剂量为40 Gy/20f。经过治疗后，新辅助放化疗+手术组pCR率为43.2%，R0切除率高于单纯手术组（98.4% vs 91.2%，P=0.002），中位OS显著延长（100.1个月 vs 66.5个月，P=0.025），同时无病生存期显著延长（100.1个月 vs 41.7个月，P<0.001）[17]。结果显示，对于中国的局部晚期食管鳞癌患者新辅助放化疗序贯手术的治疗方案优于单纯手术。

此外，一系列Meta分析显示，对可切除的食管癌行新辅助放化疗优于单纯手术治疗。Urschel等纳入了9项RCT，对共1 116例可手术切除食管癌患者的数据进行Meta分析。结果显示，新辅助放化疗提高了食管癌患者的3年

OS率（OR=0.66，95% CI：0.47~0.92，P=0.016）[21]。Gebski等纳入了10项RCT共1 209例食管癌患者，比较新辅助放化疗与单纯手术的优劣，其中6项研究病理类型为鳞癌，1项为腺癌，另外3项为鳞癌和腺癌。结果显示，新辅助放化疗明显改善了食管癌患者的生存（HR 0.81，95% CI：0.70~0.93，P=0.002），使2年OS率提高13%。在不同病理类型的亚组分析中，新辅助放化疗与单纯手术相比，无论食管鳞癌（HR 0.84，95% CI：0.71~0.99，P=0.04）还是食管腺癌（HR 0.75，95% CI：0.59~0.95，P=0.02）均可改善生存[22]。2011年Sjoquest等[11]一项纳入了17项临床研究的Meta分析以及2017年Huang等[23]一项纳入了15项临床研究的Meta分析均显示，新辅助放化疗可明显提高食管癌患者的生存。

新辅助治疗模式的选择上，Deng等的Meta分析纳入了5项临床研究共709例患者。结果显示，无论全组分析还是按病理类型的亚组分析，新辅助放化疗相比于新辅助化疗，均可显著提高病理完全缓解率和R0切除率。新辅助放化疗还显著提高全组和鳞癌亚组的3年生存率，但这一优势并未在腺癌亚组表现出来[24]。

对于新辅助放疗的剂量，NCCN指南推荐41.4~50.4 Gy，但目前最佳剂量仍无定论。2018年Buckstein等对美国国家癌症数据库（National Cancer Database，NCDB）中2004—2013年诊断的114 758例食管癌进行筛选，符合条件

的6 274例患者接受了新辅助放化疗和根治性手术，其中鳞癌1 098例，腺癌5 176例。该研究将新辅助同步放疗剂量分为4组：40~41.4 Gy（177例）、45 Gy（1884例）、50.4 Gy（3730例）和54 Gy（483例），结果显示4个不同剂量组的OS没有统计学差异（P=0.48）。研究认为40~41.4 Gy的低剂量在学术中心更常见，且使用率呈上升趋势，是新辅助放疗的最佳剂量，提高剂量并不能改变疗效[25]。但该研究主要是西方人群数据，腺癌占比较大，未对鳞癌患者进行单独分析，同时该数据库并没有化疗方案、局部控制率及完整的病理缓解率的记录。由于以上问题，该结果是否能应用于中国患者仍有一定争议。

综上，Meta分析和近期的Ⅲ期RCT均显示局部晚期食管癌患者可从新辅助放化疗中获益。ESMO指南推荐对食管鳞癌患者行新辅助放化疗，对局部晚期食管腺癌患者行新辅助化疗（也可在术后完成作为围手术期化疗）或新辅助放化疗[9]。NCCN指南建议，除了cT1b/T2N0低危的患者可直接行食管癌切除术外，对其余cT1b-4a N0-N+M0的食管癌患者均推荐行新辅助放化疗[10]。化疗药物的选择上，多数临床研究采用了氟尿嘧啶联合顺铂的方案[8,14-15]，CROSS研究选择了紫杉醇联合卡铂的方案[19]，所以NCCN指南建议采用紫杉醇联合卡铂/顺铂，或氟尿嘧啶联合顺铂/奥沙利铂的方案，其中氟尿嘧啶可换为卡培他滨。

2　食管癌根治性同步放化疗

2.1　根治性放化疗的临床证据

近年来，国内外进行了大量同步放化疗的随机对照研究且得到了阳性结果，生存率和局部控制率都较单纯放疗有了显著提高（表7-2）。RTOG 8501作为一个标志性的研究，首次明确了同步放化疗对比单纯放疗具有优势。该研究开始于1985年，1990年结束，共纳入123例胸段食管鳞癌或腺癌患者随机进行同步放化疗或单纯放疗。由于中期分析结果显示同步放化疗具有明显优势，随后于1990—1991年进行了前瞻性队列研究，共计纳入了192例T1-3N0-1M0的食管癌患者，同步放化疗组130例、单纯放疗组62例。同步放化疗组放疗剂量为50 Gy/25f，同步化疗方案为顺铂联合氟尿嘧啶；单纯放疗组放疗剂量为64 Gy/32f。结果显示，同步放化疗显著提高了食管癌患者的5年OS率[26%（随机入组）和14%（非随机入组）vs 0%，P<0.001]，且不良反应增加不明显[26]。该研究的主要问题在于年代久远，采用了二维放疗技术，单纯放疗组的生存率较差。

之后的RTOG 9405研究在不增加化疗强度的基础上，随机对比分析了同步放疗高剂量与标准剂量的疗效与不良反应。研究入组了218例食管癌患者进行同步放化疗，其中鳞癌占86%，随机分为标准剂量组（50.4 Gy）和高剂量组

表7-2　食管癌根治性同步放化疗随机对照研究数据汇总

第一作者（发表年份）	样本量（例）/期别/部位/病理	分组/例数及治疗	放疗方案	失败模式	生存	不良反应
Cooper（1999）RTOG 8501研究[26]	192/ T1-3N0-1M0/不限部位/AC（17%）、SCC（82%）	同步放化疗组/130例*（放疗50 Gy/25f，同步化疗为5-FU+DDP）；单纯放疗组/62例（放疗64 Gy/32f）	方式：2D-RT　靶区/剂量：同步放化疗组在锁骨上至食管胃结合部照射30 Gy/15f后，缩野至原发灶上下5 cm，再予20 Gy/10f　单纯放疗组在原发灶上下5 cm（上中1/3食管癌需包括锁骨上区）予50 Gy/25f后缩至原发灶上下5 cm，再予14 Gy/7f	未控率：26% vs 37%	5年OS率：26%（随机入组）和14%（非随机入组）vs 0%（P<0.001）	>4级毒性：8% vs 2%　治疗相关死亡率*：2% vs 0%
Minsky（2002）INT0123即RTOG 9405研究[27]	218/ T1-4N0-1M0不可手术/不限部位/SCC（86%）、AC（14%）	标准剂量组/109例（放疗50.4 Gy/28f，同步化疗为5-FU+DDP）；高剂量组/109例（放疗64.8 Gy/34f，同步化疗为5-FU+DDP）	方式：2D-RT　靶区：原发灶上下方向外扩5 cm、径向外扩≥2 cm，需包括原发灶及转移淋巴结，颈段食管癌同时包括锁骨上区　剂量：高剂量组在接受50.4 Gy治疗后缩野至原发灶（上下外扩2 cm、径向外扩同前）	局部未控：55% vs 50%　远处未控：16% vs 9%	2年OS率：40% vs 31%　中位OS：18.1个月 vs 13.0个月（P>0.05）	>3级急性毒性：28% vs 30%　>3级晚期毒性：13% vs 12%

AC，腺癌；SCC，鳞癌；5-FU，氟尿嘧啶；DDP，顺铂；2D-RT，二维常规放疗；OS，总生存。*同步放化疗组患者包括随机入组61例以及非随机入组69例。*同步放化疗组，1例因急性血液学和其他毒性死亡、1例因晚期食管和其他毒性死亡。

（64.8 Gy）。该研究在中期评估时因未达预期而被提前终止。最终结果显示，高剂量组未能提高患者的生存（高剂量组与标准剂量组2年OS率：31% vs 40%，P>0.05）。分析原因，考虑高剂量组只有67%完成了原计划的放疗剂量，而标准剂量组83%完成了原计划的放疗剂量。在不良反应方面，高剂量组11例患者出现治疗相关死亡（有7例患者发生在50.4 Gy以内），而标准剂量组有2例患者出现治疗相关死亡。只对完成原计划剂量的患者进行亚组分析，显示高剂量组仍未表现出生存优势。提示对不可切除的食管癌患者进行同步放化疗时，提高放疗剂量并不能使生存获益。复发模式方面，局部失败率和远处失败率高剂量组均略低于标准剂量组（50% vs 55%，9% vs 16%），但未达到统计学差异[27]。

综上所述，NCCN指南建议，对于不可手术切除或拒绝手术治疗的局部晚期食管癌患者首选行同步放化疗，化疗方案可参考新辅助治疗[10]。ESMO指南同样指出，对于不可手术切除或拒绝手术的食管癌患者，同步放化疗优于单纯放疗[9]。其中，4周期顺铂联合氟尿嘧啶同步50.4 Gy放疗（单次剂量1.8 Gy）作为同步放化疗的标准方案[26-27]，或采用顺铂联合紫杉醇或多西他赛的方案[28-30]。有研究证明，氟尿嘧啶联合紫杉醇或常规顺铂联合氟尿嘧啶的方案对于食管鳞癌患者疗效相当[31]。此外，化疗方案也可选择FOLFOX（奥沙利铂+氟尿嘧啶）方案[32-33]。

2.2　根治性放化疗后的复发模式

一些研究认为，不可手术的食管癌患者行根治性放疗出现局部区域性复发高达50%[34-36]。Welsh等回顾分析了239例2002—2009年美国MD Anderson肿瘤中心治疗的食管癌患者行根治性放化疗后的复发模式，其中鳞癌占24%，腺癌占76%，79%为胸下段食管癌。临床靶体积（clinical target volume，CTV）由大体肿瘤体积（gross tumor volume，GTV）进行外扩，近端和远端分别外扩3 cm，水平方向外扩1 cm，胃黏膜区域水平方向外扩3 cm；计划靶体积（planning target volume，PTV）为CTV基础上外扩0.5 cm。放疗剂量为50.4 Gy/28f。研究发现，50%的患者出现局部失败，48%的患者出现远处失败即野外失败，31%的患者无失败证据。局部失败病例中，90%出现在GTV范围内，23%为CTV内，14%为PTV内[36]。Versteijne等回顾分析了184例食管癌患者行根治性放化疗后的复发模式，其中鳞癌占52%，放疗剂量为50.4 Gy/28f，同步紫杉醇联合卡铂方案化疗，CTV需包括食管旁淋巴结区，并由GTV基础上在近端和远端外扩3.5 cm形成。结果显示，共76例（41%）患者出现局部区域复发：86%的局部复发发生在靶区内部，其中单纯原发肿瘤复发率为57%，单纯野内淋巴结复发率为1%，单纯野外淋巴结复发率为13%；而发生在野外的局部区域复发率为22%。该研究认为，根治性同步放化疗后的局部区域复发率为41%，原发肿瘤部位复发更常见，建议给予原发灶而不是转移淋巴结所在的淋巴引流区加量[37]。以上研究提示，食管癌根治性放化疗后局部区域失败仍然是食管癌治疗失败的主要原因。

王绿化等主编的《肿瘤放射治疗学》认为食管癌根治性放疗CTV靶区范围应根据食管病变部位的淋巴结转移规律行选择性淋巴结照射（elective lymph node irradiation，ENI）照射[38]。NCCN指南及国内外大多数放疗机构仍然推荐ENI照射。目前对于根治性放疗CTV范围，选择ENI或累及野照射（involved field irradiation，IFI）尚无统一共识。

2.3 根治性放疗照射范围的临床证据

由于照射范围较大的ENI模式可能会造成较大的不良反应，降低放疗剂量，同时影响同步化疗的耐受性，所以有学者认为不良反应较轻的IFI同时联合化疗的模式，可能是更为合理的治疗方案[39]。

部分病变范围大或高龄的食管鳞癌患者进行ENI可造成较为严重的不良反应，患者耐受性较差，导致放疗剂量降低，可能影响局部疗效。Jing等对比了137例高龄（≥70岁）不可手术食管鳞癌患者接受ENI和IFI的疗效与不良反应。ENI组与IFI组的3年OS率分别为26.4%与21.7%（$P=0.25$），而接受ENI照射的患者≥2度放射性食管炎的发生率更高（38.9% vs 16.9%，$P<0.05$）[40]。

有学者提出对于无淋巴结转移的食管鳞癌患者进行放疗时，在治疗靶区附近的淋巴引流区可能得到附带照射，这部分放疗剂量是能够控制亚临床病灶的。Ji等研究对T1-4N0M0的食管鳞癌患者行三维适形IFI，在病灶附近的淋巴引流区大多数为转移高危区域，当照射总剂量为60 Gy时，大多数高危淋巴区域的中位平均剂量（mean dose，D_{mean}）和等效均匀剂量（equivalent uniform dose，EUD）均大于40 Gy，尤其对于病变较长的患者，其高危淋巴引流区多会受到附带照射[41]。

在临床实践中，多数患者会有多站、广泛的区域淋巴结转移，阳性淋巴结周围的高危区域将受到较大剂量的照射，从而达到控制亚临床病灶的目的。此时，对淋巴引流区进行预防性照射可能是多余的。对于IFI放疗模式主要的担忧是淋巴引流区的低剂量可能造成区域淋巴结复发率的增加。Button等回顾性分析了145例接受IFI治疗的不可手术食管癌患者的复发情况。结果显示，总的野内失败率为49%，以野内复发为主（27%），有3例（2%）患者出现了单独的野外区域复发[42]。Zhao等的前瞻性研究对53例食管鳞癌患者进行了IFI方式的治疗。其靶区勾画CTV1为GTV纵向外扩3 cm，CTV2为GTV纵向外扩1 cm，两者在前后侧向均不外扩。治疗分为两程，首程治疗给予95%PTV1 41.4 Gy/23f，后对95%PTV2给予27 Gy/18f每日两次（bid）。接受治疗后，患者获得了较好的疗效，其1年OS率、2年OS率、3年OS率为77%、56%、41%，1年局部控制率、2年局部控制率、3年局部控制率为83%、74%、62%。总的局部复发率为38%，其中主要是原发灶的复发（32%），有3例（6%）患者出现了治疗野外的区域淋巴结复发[43]。食管癌放疗IFI单臂研究的结果见表7-3。

以上结果表明，对食管癌患者行IFI，主要的失败模式仍然是野内复发，单独的野外区域复发率仅有2%~6%。这就对传统的ENI方案提出了挑战。在常规放疗时代，ENI作为一种标准的放疗方式，预防的区域通常参照手术清扫的淋巴结范围及术后的淋巴结转移规律，对于高危淋巴引流区给予预防性放疗。尽管食管癌淋巴结转移率较高，但采用ENI相较于IFI是否带来生存的获益仍存在争议。

目前国内外的多项研究比较了IFI与ENI的局部控制率、生存及不良反应（表7-4~表7-5）。Liu等回顾性比较了169例颈段（18例，10.7%）及胸上段（151例，89.3%）食管癌患者接受IFI（99例，59%）与ENI（70例，41%）的复发与不良反应。IFI组患者中8%出现了在照射野边缘的复发（ENI的照射野内）；而ENI组，10%的患者同样出现了该区域的复发，且均为放化疗1年后逐渐出现，提示虽然ENI的照射野更大，但对于高危区域的预防并没有取得预期的效果。此外两组的OS和≥3级治疗相关食管炎及肺炎的发生率均无差异[46]。国外学者也对于ENI与IFI进行了对比。Yamashita等回顾性分析了239例不可手术的食管癌患者（93%鳞癌，95.8%胸段）接受ENI（120例）及IFI（119例）方案同步放化疗患者的疗效、复发模式及不良反应。其中ENI组的放疗范围包括从锁骨上至食管胃结合部的全部淋巴引流区。ENI组与IFI组的局部区域复发率无明显差异（34% vs 25%，P=0.13），其中在ENI预防区域的复发分别为4例（3%）与2例（2%）。ENI组与IFI组的中位生存期分别为21.3个月与38.9个月，3年OS率分别为34.8%与51.6%，接近有统计学意义（P=0.087）。ENI组的≥3级的晚期非血液学毒性（肺、心脏、食管）高于IFI组（P=0.047）[47]。

前瞻性随机对照研究也显示ENI与IFI的疗效相当，IFI未明显增加局部复发率，ENI的不良反应较大。Ma等的一项随机对照研究对比了颈段（33例，32.4%）和胸上段（69例，67.6%）食管癌患者采用IFI和ENI治疗的生存与复发规律。结果显示，IFI组和ENI组的3年累积局部区域复发率（17.6% vs 13.7%，P=0.837）、3年累积区域淋巴结复发率（9.8% vs 7.8%，P=0.837）、3年累积远处转移率（21.6% vs

表7-3 食管癌累及野照射单臂临床研究数据汇总

第一作者（发表年份）/研究设计	样本量（例）/期别/部位/病理	治疗/放疗方案	失败模式	生存	不良反应
Button（2009）[42]/回顾性	145/不可手术的食管癌*	诱导化疗+同步放化疗：第1、2周期为DDP+5-FU（DDP 60 mg/m²，第1天 + 5-FU 300 mg/m²，每天周围静脉持续输注，q21d）诱导化疗，第3、4周期为DDP+5-FU（DDP 60 mg/m² 第1天 + 5-FU 225 mg/m²，每天中心静脉持续输注，q21d）同步化疗 放疗方式：3D-CRT 靶区：GTV为CT所见大体肿瘤体积，CTV为GTV上下方向外扩2 cm、前后侧向外扩1 cm，PTV为CTV上下方向外扩1 cm、前后侧向外扩0.5 cm，不做淋巴引流区预防 放疗剂量：50 Gy/25f，2 Gy/次	3例患者在接受放疗前疾病进展，完成全部治疗的142例患者共85例（60%）进展，出现野内失败者共69例（49%） 首次失败位置：仅野内未控16例（11%），仅野内复发39例（27%），野内+远转14例（10%），仅远处转移13例（9%），仅局部野外复发3例（2%）	中位OS：15个月 2年OS率：37% 中位PFS：10个月	N/A
Zhao（2010）[43]/前瞻性	53/ T1-4N0-1M0/不限部位/鳞癌*	单纯放疗，采用3D-CRT、后程加速超分割放疗 靶区/剂量：GTV为影像学确定的原发肿瘤及转移淋巴结（胸腹腔淋巴结短径≥1 cm、喉返神经旁淋巴结短径≥0.5 cm）；不做淋巴引流区预防 第一程：CTV1为GTV上下方向外扩3 cm、前后侧向不外扩，PTV1为CTV1三维外扩1 cm，剂量为41.4 Gy/23f，1.8 Gy/次，qd 第二程：CTV2为GTV上下方向外扩1 cm、前后侧向不外扩，PTV2为CTV2三维外扩1 cm，剂量为27 Gy/18f，1.5 Gy/次、bid 总剂量68.4 Gy/41f	总复发39例（74%） 单纯区域复发20例（38%），原发灶复发17例（32%），野外区域淋巴结复发3例（6%） 单纯远处失败16例（30%），远处器官转移9例（17%），远处淋巴结转移7例（13%），区域+远转2例（4%），未知1例（2%）	中位OS：30个月，1年OS率、2年OS率、3年OS率分别为：77%、56%、41% 中位PFS：17个月，1年、2年、3年PFS率分别为：77%、55%、36% 1年LC率、2年LC率、3年LC率分别为：83%、74%、62%	（RTOG分级） 急性反应： 1级：33例（63%） 2级：13例（24%） 3级：5例（9%） 晚期反应： 1级：8例（15%） 2级：6例（11%） 3级：3例（6%）

续表7-3

第一作者（发表年份）/研究设计	样本量（例）/期别/部位/病理	治疗/放疗方案	失败模式	生存	不良反应
Zhang（2014）[44]/回顾性	80/ T1-4N0-1M0的局部晚期食管鳞癌[@]	同步放化疗：放化疗同时开始，化疗共2周期DDP（75 mg/m²，第1天）+5-FU（700 mg/m²，第1~4天持续静脉输液），q21d，57例患者同步放化疗后额外接受1~2周期相同方案化疗，67例患者复发后接受了挽救治疗 放疗方式：3D-CRT 靶区：GTVe为影像学确定的食管原发灶，GTVn为转移淋巴结（短径>1 cm、长径>1.5 cm、PET/CT示FDG增高、淋巴结CT显影强化或淋巴结外侵）；CTVe为GTVe头脚方向外扩3.0~4.0 cm、前侧方外扩0.8~1.0 cm，CTVn为GTVn三维外扩0.5~1.0 cm，CTVe + CTVn=CTV，PTV为CTV三维外扩0.5~1.0 cm 放疗剂量：50~64 Gy/25~32f，中位剂量60 Gy	总复发：76例（95%），出现野内复发者共43例（53.75%），出现野外区域复发者共24例（30.00%），发生远处转移者共33例（41.25%）； 仅野内复发32例（40.00%），仅野外复发10例（12.50%），仅远处转移13例（16.25%），野内+野外1例（1.25%），野内+远转7例（8.75%），野外+远转10例（12.50%），野内+野外+远转3例（3.75%）	有效率：CR率23.75%，PR率61.25% 中位PFS：11.3个月，1年PFS率、2年PFS率、3年PFS率分别为：41.3%、18.9%、11.3% 中位OS：14.4个月，1年OS率、2年OS率、3年OS率分别为：86.3%、30.0%、18.8%	N/A

DDP，顺铂；5-FU，氟尿嘧啶；q21d，每21天1次；3D-RT，三维适型放疗；GTV，大体肿瘤体积；CTV，临床靶体积；PTV，计划靶体积；OS，总生存；PFS，无进展生存；N/A，未知；qd，每日1次；bid，每日2次；LC，局部控制；GTVe，食管原发灶大体肿瘤体积；GTVn，转移淋巴结大体肿瘤体积；CTVe，食管原发灶临床靶体积；CTVn，转移淋巴结临床靶体积；CR，完全缓解；PR，部分缓解；[&]，75%为Ⅲ~Ⅳa期，腺癌45%、鳞癌53%、未分化/小细胞2%，61%的病灶位于远端1/3食管；[*]，排除锁骨上淋巴结转移，颈段2例（4%）、胸上段12例（23%）、胸中段37例（70%）、胸下段2例（4%）；[@]，颈段、长度>6 cm胸上段病变、T4、大淋巴结或多组淋巴结转移。

151

表7-4 食管癌累及野与预防野照射对比的临床研究数据汇总

第一作者（发表年份）/研究设计	样本量（例）/期别/部位/病理	分组（例数）/治疗/放疗剂量	失败模式	生存	不良反应
Ma（2011）[45]/RCT	102/T1-4N0-1M0（AJCC 6th）/颈段（33例32.4%）、胸上段（69例67.6%）/食管鳞癌	ENI组（n=51）vs IFI组（n=50）同步放化疗+巩固化疗：同步及巩固化疗各2周期，方案均为紫杉醇（100 mg/m² 第1、8天）+顺铂（75 mg/m² 第1天），q21d 放疗剂量：ENI组PTV1为50.4 Gy，PTV2为59.4 Gy，一程41.4 Gy/23f、1.8 Gy/次、qd，二程PTV1加量9 Gy/6f、1.5 Gy/次、bid，PTV2加量18 Gy/12f、1.5 Gy/次、bid IFI组总量59.4 Gy，一程同ENI组，二程加量18 Gy/12f、1.5 Gy/次、bid	总复发：19（37.3%）vs 20（39.2%）总局部/区域复发：7（13.7%）vs 9（17.6%），P=0.837 食管复发为3（5.9%）vs 4（7.8%），区域淋巴结复发为2（3.9%）vs 3（5.9%），食管+区域淋巴结为2（3.9%）vs 2（3.9%）远处转移为9（17.6%）vs 11（21.6%），P=0.920 1年LC率：92.8% vs 90.0%，2年LC率：92.8% vs 80.1%，3年LC率：85.7% vs 80.1%，P=0.366	中位OS：32.7个月 vs 33.7个月 1年OS率：100.0% vs 100.0% 2年OS率：84.0% vs 87.5% 3年OS率：41.3% vs 32.0%（P=0.583）	急性反应血液学毒性：64.7% vs 27.4%，P=0.008 恶心：54.9% vs. 25.4%，P=0.028；治疗相关死亡*：5（9.8%）vs 3（5.9%）

续表7-4

第一作者（发表年份）/研究设计	样本量（例）/期别/部位/病理	分组（例数）/治疗/放疗剂量	失败模式	生存	不良反应
Liu（2014）[46]/回顾性	169/I~IVa期（AJCC 6th）/颈段（18例，11%）、胸上段（151例，89%）/鳞癌	ENI组（n=70）vs IFI组（n=99） 根治性放化疗：化疗方案包括PF（149例）、TP（17例）和TPF（3例） 放疗剂量：原发灶及转移淋巴结60~68.4 Gy，预防照射区域50.4~54 Gy	总复发：41（59%）vs 53（53%） 野内复发：21（30%）vs 32（32%） 野内复发+IFI组野外或ENI组野内：3（4%）vs 4（4%） 单独复发于IFI组野外或ENI组野内：2（3%）vs 3（3%），P=0.741 野外复发：2（3%）vs 2（2%） 远处器官转移：14（20%）vs 15（15%） 食管第二肿瘤：2（3%）vs 1（1%）	3年OS率：47% vs 49%，P=0.741	≥3级食管损伤：4（6%）vs 6（6%），P>0.05 ≥3级肺损伤：3（4%）vs 2（2%），P>0.05

续表7-4

第一作者（发表年份）/研究设计	样本量（例）/期别/部位/病理	分组（例数）/治疗/放疗剂量	失败模式	生存	不良反应
Yamashita（2015）[47]/回顾性	239/Ⅰ~Ⅳ期不可手术食管癌/不限部位/93%为鳞癌#	ENI组（n=120）vs IFI组（n=119） 同步放化疗+巩固化疗：同步化疗2周期后巩固1~2周期，方案均为铂（顺铂/奈达铂，80 mg/m²，第1、29天）+5-FU（800 mg/m²持续输注第1~4天、第29~32天），q28d 放疗剂量：ENI组50~50.4 Gy/25~28f，1.8~2 Gy/次；IFI组50.4 Gy/28f	局部区域复发为41（34%）vs 30（25%），P=0.13；其中原发灶为30（25%）vs 23（19%），区域淋巴结为20（17%）vs 9（8%），预防区域为4（3%）vs 2（2%），原发灶+淋巴结为9（8%）vs 2（2%） 远处转移48（40%）vs 25（21%），P=0.0014；其中远处淋巴结为13（10%）vs 7（6%）	中位OS：21.3个月 vs 38.9个月，P=0.087 1年OS率：65.8% vs 70.8% 2年OS率：45.8% vs 58.7% 3年OS率：34.8% vs 51.6% 1年LPFS率、2年LPFS率、3年LPFS率分别为：58.9%、51.3%、44.8% vs 73.0%、61.0%、55.5%（P=0.039）	（RTOG分级）≥3级晚期非血液毒性：16% vs 8%（P=0.047），其中肺为7例 vs 3例，心为5例 vs 0例，食管为2例 vs 2例
Jing（2015）[40]/回顾性	137/T1-4N0-1M0不可切除食管鳞癌@	ENI组（n=54）vs IFI组（n=83） 根治性放化疗：65例（47.4%）患者接受了化疗，其中25例（38.5%）为诱导化疗，35例（53.8%）为同步化疗，5例（7.7%）为序贯化疗 化疗方案为：2周期铂类+5-FU+紫杉烷类 放疗剂量：原发灶及转移淋巴结50~68.4 Gy，ENI组淋巴引流区最小剂量40 Gy	N/A	中位OS：17个月 vs 15.5个月，P=0.25 1年OS率：68.5% vs 59.0% 2年OS率：41.0% vs 30.7% 3年OS率：26.4% vs 21.7% 中位PFS：13个月 vs 11个月，P=0.61 1年PFS率：52.1% vs 43.8% 2年PFS率：36.6% vs 23.6% 3年PFS率：20.6% vs 21.0%	≥3级放射性肺炎：7.4% vs 12.0%，P=0.40 ≥2级放射性食管炎：38.9% vs 16.9%，P<0.05

续表7-4

第一作者（发表年份）/研究设计	样本量（例）/期别/部位/病理	分组（例数）/治疗/放疗剂量	失败模式	生存	不良反应
吕（2018）[48]/RCT	228/ⅡB~Ⅲ期（AJCC 7th）不可手术胸段食管鳞癌	ENI组（n=101）vs IFI组（n=104） 同步放化疗+巩固化疗：同步化疗2周期后巩固1~2周期，方案均为多西紫杉醇（75 mg/m²，第1天）+顺铂（25mg/m²，第1~3天），q21d 放疗剂量：IMRT，95%PTV 50~54 Gy，原发灶及转移淋巴结后程加量至60~66 Gy	总失败：58（57.4%）vs 53（51.0%），P=0.401 局部区域复发：37（36.6%）vs 34（32.7%），P=0.561 淋巴结复发：22（21.8%）vs 26（25.0%），P=0.864 野内：17（16.8%）vs 19（18.3%），P=0.561 野外：12（11.9%）vs 14（13.5%），P=0.681 食管复发：19（18.8%）vs 14（13.5%），P=0.262 远处转移：26（25.7%）vs 22（21.2%），P=0.510	中位OS：28个月 vs 32个月，P=0.654 1年OS率：84.1% vs 83.6% 2年OS率：57.3% vs 62.1% 3年OS率：39.4% vs 44.5% 中位PFS：20个月 vs 22个月，P=0.885 1年PFS率：71.9% vs 70.1% 2年PFS率：42.3% vs 45.0% 3年PFS率：32.7% vs 35.9%	≥3级放射性食管炎：16（15.8%）vs 5（4.8%），P=0.011 ≥2级放射性食管炎：36（34.7%）vs 20（19.2%），P=0.018 ≥3级放射性肺炎：9（8.9%）vs 4（3.8%），P=0.161 ≥2级放射性肺炎：19（18.8%）vs 9（8.7%），P=0.027

RCT，随机对照研究；ENI，选择淋巴结区照射；IFI，累及野照射；q21d，每21天1次；PTV，计划靶体积；qd，每日1次；bid，每日2次；LC，局部控制；OS，总生存；PF，顺铂+氟尿嘧啶；TP，紫杉醇+顺铂；TPF，紫杉醇+顺铂+氟尿嘧啶；5-FU，氟尿嘧啶；q28d，每28天1次；LPFS，无局部进展生存；N/A，未知；IMRT，调强放疗；PFS，无进展生存；*，治疗相关死亡在ENI组为3例血液学毒性（包括感染）、1例心脏病及1例出血，IFI组为1例心脏病、2例放疗3月后出现食管瘘；#，颈段10例（4.2%）、胸上段39例（16.3%）、胸中段117例（49.0%）、胸下段73例（30.5%）；@，≥70岁老年患者，颈段11例（8.0%）、胸段126例（92.0%）。

表7-5 食管癌累及野与预防野照射对比研究的靶区

第一作者（发表年份）	GTV		ENI组		IFI组	
	原发灶判定	转移淋巴结判定	CTV	PTV	CTV	PTV
Ma（2011）[45]	食管壁厚度>0.5 cm	短径>0.8 cm、中心坏死、外膜浸润、气管食管沟淋巴结短径>0.5 cm	CTV1为GTV上下外扩3 cm、四周外扩0.5~0.8 cm，同时包括中下颈、锁骨上、上纵隔淋巴引流区；CTV2为GTV上下外上下外扩3 cm、四周外扩0.5 cm	PTV1为CTV1上下外扩1 cm、四周外扩0.5 cm；PTV2为CTV2上下外扩1 cm、四周外扩0.5 cm	GTV上下外扩3 cm、四周外扩0.5~0.8 cm	CTV上下外扩1 cm、四周外扩0.5 cm
Liu（2014）[46]	由影像学确定	短径≥1 cm	预防区域为锁骨上区，上界为环状软骨下缘，下界为胸骨切迹	GTV上下方向外扩3 cm、四周外扩1 cm＋预防区域	无	GTV上下方向外扩3 cm、四周外扩1 cm
Yamashita（2015）[47]	GTVt由影像学确定	GTVnd短径>1 cm或PET/CT示高代谢	包括GTVt上下方向5 cm在内的，从锁骨上区至食管胃结合部的全部纵隔淋巴引流区	CTV外扩5~10 mm	GTVt上下外扩2 cm、四周外扩，GTVnd不外扩	CTV上下外扩10 mm、四周外扩5 mm
Jing（2015）[40]	GTVt由影像学确定	GTVnd短径≥1.0 cm、长径≥1.5 cm、PET/CT示高代谢	在IFI组CTV基础上，另包括高危淋巴引流区，如下颈、食管旁、纵隔、胃周等	CTV三维外扩0.5~1.0 cm	CTVt：GTVt上下方向外扩2.0~4.0 cm、前侧方外扩0.8~1.0 cm；CTVnd：GTVnd三维外扩0.5~1.0 cm	CTV三维外扩0.5~1.0 cm

续表7-5

第一作者 （发表年份）	GTV		ENI组		IFI组	
	原发灶判定	转移淋巴结判定	CTV	PTV	CTV	PTV
吕（2018）[48]	食管壁厚度>0.5 cm	短径>1.0 cm、中心坏死、$SUV_{max} \geq 2.5$、单个淋巴引流区内有≥3个成簇小圆型淋巴结，气管食管沟淋巴结短径≥0.5 cm	胸上段需包括双侧锁骨上区及2、4、5、7组；胸中段需包括2、4、5、7、8、9组；胸下段需包括2、4、5、7、8、9组及贲门旁、胃左、腹腔干淋巴引流区	N/A	原发灶及转移淋巴结所在淋巴引流区	N/A

GTV，大体肿瘤体积；ENI，选择淋巴结区照射；IFI，累及野照射；CTV，临床靶体积；PTV，计划靶体积；GTVt，原发肿瘤大体体积；GTVnd，转移淋巴结大体肿瘤体积；CTVt，原发肿瘤临床靶体积；CTVnd，转移淋巴结临床靶体积；N/A，未知。

17.6%，$P=0.920$）、3年OS率（32.0% vs 41.3%，$P=0.583$）和3年局部控制率（80.1% vs 85.7%，$P=0.366$）均无差异，仅在1例IFI组患者出现野外复发。IFI组的不良反应低于ENI组，其中，包括感染的血液学毒性（27.4% vs 64.7%，$P=0.008$）及恶心（25.4% vs 54.9%，$P=0.028$）具有统计学差异。ENI组的治疗相关死亡率更高（5.9% vs 9.8%）[45]。2018年吕家华等开展了IFI与ENI的前瞻性随机对照研究，总计入组了228例食管鳞癌患者，IFI组只照射阳性淋巴结所在区域，而ENI组根据原发灶部位进行预防性照射。结果显示ENI组和IFI组的总失败率、局部区域失败率、远处转移率、野内和野外淋巴结复发率等均相近；两组的野外区域复发率分别为11.9%与13.5%（$P=0.681$）；且两组患者的OS及无进展生存（progression-free survival，PFS）均无统计学意义（3年OS率：39.4% vs 44.5%，$P=0.654$；3年PFS率：32.7% vs 35.9%，$P=0.885$）[48]。

由于食管癌放化疗主要的失败模式为局部失败，提高局部剂量是改善局控的手段之一；而ENI照射存在放疗剂量受限及不良反应较高的缺点。因此在理论上，采用

IFI方案比根据外科手术清扫范围及复发转移规律确定的ENI方案更具有合理性。根据以上临床研究结果，在准确判断转移淋巴结的基础上，建议对于局部分期较晚及高龄患者行IFI，以降低不良反应，提高耐受性。近年来，影像学技术的进步使得临床医生对于肿大淋巴结的判断越来越准确；然而对于转移淋巴结的最终诊断，仅通过术前影像检查仍无法达到足够理想的准确率。因此，能否广泛采用IFI目前仍需要大样本、严格的随机对照研究来进一步探讨。

3 食管癌术后放疗

3.1 术后放疗的临床证据

目前，在欧美等西方国家，食管癌患者的辅助治疗逐渐被新辅助治疗所替代。2019年NCCN食管癌指南[10]对R1（肿瘤镜下残留）、R2（肿瘤大体残留）切除术后的患者强烈推荐放化疗。很多局部晚期食管癌患者会首先考虑行手术切除。术后较高的复发率（34%~79%）[5-6]使得辅助治疗是必要的。

食管鳞癌辅助化疗的前瞻性随机研究证据较多，多数研究显示辅助化疗可提高食管鳞癌患者的无病生存，尤其是淋巴结阳性的食管鳞癌，但未能明显提高长期生存[49-52]。对于辅助放疗，国外一项关于食管胃交界腺癌的

前瞻性随机研究INT 0116研究入组了556例患者，比较了辅助放化疗与单纯手术的优劣。辅助放化疗组放疗剂量为45 Gy/25f，同步氟尿嘧啶（联合亚叶酸钙）方案化疗。结果显示，辅助放化疗明显提高了患者3年无复发生存率（48% *vs* 31%，P<0.001）和3年OS率（51% *vs* 40%，P=0.005）[53]。但由于此研究中有54%的患者未能达到D1切除（胃第1站淋巴结全部清除）或D2切除（胃第1、2站淋巴结全部清除），淋巴结清扫不够，因此认为此研究得到阳性结果主要是由于局部放疗弥补了手术的不足。

INT 0116的数据主要来源于食管胃交界癌，20世纪末几项小样本前瞻性研究探讨了辅助放疗在食管癌中的作用[54-55]。由于这些研究年代久远，受限于当时的治疗技术，结果显示辅助放疗虽然降低了术后复发率，却增加了术后并发症发生率，且未能提高生存。辅助放化疗提高临床分期为Ⅲ期或淋巴结阳性的食管鳞癌患者生存的数据多为回顾性研究数据，近五年无前瞻性研究报道辅助放化疗的阳性结果。

21世纪，国内外多项前瞻及回顾性研究显示Ⅲ期、淋巴结阳性的食管癌患者可以从术后放疗中获益[56-58]（表7-6~表7-7），尤其对于淋巴结转移数目≥3个的患者，术后放疗或同步放化疗能提高OS[59-61]。其中Xiao等的RCT纳入了495例Ⅰ~Ⅲ期接受根治性手术的胸段食管鳞癌患者，随机分为观察组（275例）及术后放疗

组（220例，其中54例因毒性未完成足量放疗或因经济原因未行放疗）。结果显示，辅助放疗能够降低锁骨上淋巴结（$P=0.000$）、胸内淋巴结（$P=0.015$）及吻合口（$P=0.003$）复发率，但观察组与术后放疗组的5年OS率没有差异（37.1% vs 41.3%，$P=0.4474$）。但亚组分析结果显示，Ⅲ期患者行术后放疗能够改善预后（5年OS率：13.1% vs 35.1%，$P=0.0027$）[56]。Xu等的研究显示，对于术后分期为T2N1（ⅡB期）的食管癌患者，术后放疗无明显生存获益[58]。目前主要的争议存在于术后T3N0患者接受放疗是否有意义。2015年刘晓等的一项回顾性研究显示对于T2-3N0（主要为T3N0，占73.7%）患者行术后放疗可降低局部复发率（40.3% vs 15.8%，$P=0.003$），提高5年无病生存率（65.3% vs 50.8%，$P=0.044$），对这部分患者进行放疗存在潜在价值[62]。

目前，NCCN指南[10]指出，对于R1、R2切除的食管癌患者，若未行新辅助治疗，术后应行辅助放化疗。基于INT 0116研究的结果，NCCN指南建议：①对未接受新辅助治疗的R0切除且淋巴结阴性食管腺癌患者，pT2者可观察，对于其中有高危因素（分化差、脉管癌栓、神经侵犯、年龄<50岁）的下段食管或食管胃交界部腺癌患者可考虑行辅助同步放化疗；pT3-4a者建议观察或行氟尿嘧啶类药物为基础的辅助放化疗；②对于R0切除且淋巴结阳性的食管腺癌患者，推荐行辅助放化疗或辅助化疗；③对于达R0切除的食管鳞癌患者，尽管NCCN指南推荐无论T分期和N分期如何，仅观察随访即可；但国内学者基于回顾性研究数据推荐Ⅲ期和淋巴结阳性患者行术后放疗±氟尿嘧啶类药物为基础的化疗。

3.2 术后的复发模式

胸段食管癌术后的复发模式可指导术后放疗的靶区勾画。表7-8列举了部分食管癌根治术后复发模式的研究结果。不难发现，局部及区域复发率均高于远处转移。此外，Li等报道了134例食管癌根治性两野切除术后的复发转移规律，126例（94.0%）患者为淋巴结复发，13例（9.7%）为吻合口复发，5例（3.7%）为瘤床复发。淋巴结复发患者中，纵隔淋巴结复发率明显高于锁骨上淋巴结和腹腔淋巴结（80.2% vs 43.7% vs 13.5%，$P<0.001$）。其中上纵隔复发率明显高于中纵隔及下纵隔（73.8% vs 39.7% vs 1.6%，$P<0.001$）；上纵隔2R组（25.4%）、4R组（21.4%），中纵隔7组（34.1%）都是复发高危区域[67]。Huang等通过对1077例食管鳞癌术后淋巴结转移规律进行分析，主要结果列于表7-9。对于胸上段食管癌，颈部及胸上段区域纵隔淋巴结易出现转移；胸中段食管癌易出现胸中段食管周围及腹部淋巴结转移；胸下段食管癌则易出

表 7-6　食管癌术后放疗研究数据汇总

第一作者（发表年份）/研究设计	样本量（例）/期别/部位/病理	分组（例数）/治疗	生存	不良反应
Xiao（2003）[56]/RCT	495/Ⅰ~Ⅲ期（UICC 1997）/根治性切除的胸段食管鳞癌	单纯手术组（n=275）手术+放疗组（n=220）常规放疗（双侧锁骨上+纵隔）50~60 Gy/25~30f	全组患者 5 年 OS 率：37.1% vs 41.3%，P=0.4474 淋巴结阳性患者 5 年 OS 率：14.7% vs 29.2%，P=0.0698 术后Ⅲ期患者 5 年 OS 率：13.1% vs 35.1%，P=0.0027	吻合口狭窄：1.8%（5/275）vs 4.0%（9/220），P>0.05 早期放疗反应：恶心 33.2%，白细胞下降 7.3% 晚期放疗反应：肺损伤 2.3%，非癌性心包胸腔积液 3.2%
Schreiber（2010）[57]/回顾性	1046/T3-4N0M0、T1-4N1M0/接受根治性手术的/腺癌（688 例）、鳞癌（358 例）	单纯手术组（n=683）；手术+放疗组（n=363）	①全组患者中位 OS：18 个月 vs 24 个月，3 年 OS 率：31.2% vs 34.5%，P=0.010 ②ⅡA 期（T3N0）患者 中位 OS：27 个月 vs 46 个月，3 年 OS 率：46.4% vs 51.9%，P=0.245 ③ⅡB 期（T1N1、T2N1）患者 中位 OS：25 个月 vs 30 个月，3 年 OS 率：41.5% vs 42.1%，P=0.449 ④Ⅲ期（T3N1、T4N0-1）患者 中位 OS：15 个月 vs 19 个月，3 年 OS 率：18.2% vs 28.9%，P<0.001 ⑤鳞癌患者 中位 OS：17 个月 vs 24 个月，3 年 OS 率：28.4% vs 35.7%，P=0.049 ⑥腺癌患者 中位 OS：19 个月 vs 25 个月，3 年 OS 率：32.3% vs 33.8%，P=0.086	N/A

续表 7-6

第一作者（发表年份）/ 研究设计	样本量（例）/期别/部位/病理	分组（例数）/治疗	生存	不良反应
Xu（2013）[58]/ 回顾性	725/ T1-4N1-3M0（AJCC 7th 分期）/ 根治性 R0 切除术后食管鳞癌	单纯手术组（n=467）手术 + 放疗组（n=258）常规放疗（双侧锁骨上 + 纵隔）40~56Gy	①全组患者 中位 OS：23 个月 vs 29 个月，3 年 OS 率：36.6% vs 43.8%，P=0.018 ②Ⅲ期患者 中位 OS：21 个月 vs 29 个月，3 年 OS 率：33.7% vs 44.9%，P=0.002 ③Ⅲ期患者中LNMR≥0.25者中位 OS：11个月 vs 18个月，3年OS率：9.2% vs 24.5%，P=0.001 ④Ⅲ期患者中LNMR<0.25者 中位OS：29个月 vs 35个月，3年OS 率：41.1% vs 47.9%，P=0.043	放疗≥ 3 级不良反应：中性粒减低 4.7%，血小板减低 1.9%，贫血 4.7%，恶心 / 呕吐 4.2%，吞咽困难 11.6%，放射性肺炎 6.6%，乏力 11.6%

RCT，随机对照研究；OS，总生存；NS，无统计学差异；LNMR，淋巴结转移率；N/A，未知。

表7-7 食管癌术后放疗研究的复发模式[56]

失败位置	单纯手术组（n=275）	手术+放疗组（n=220）	P值
胸内淋巴结复发	63例（25.0%）	31例（16.2%）	0.015
吻合口复发	14例（5.8%）	1例（0.5%）	0.003
锁骨上淋巴结转移	38例（13.2%）	6例（3.1%）	<0.001
腹腔转移	24例（9.9%）	14例（7.3%）	0.351
血行转移	44例（18.1%）	45例（23.6%）	0.162

表7-8 食管癌根治术后复发模式部分研究结果

第一作者/发表年份	样本量（例）	病理	分期	术式	区域复发率%			远处转移率%	局部复发率%
					颈部	纵隔	上腹部		
Mariette (2003)[63]	439	鳞癌82.5%	Ⅰ~Ⅲ期	两野清扫	3.6	14.8	2.1	19.8	12.1
Su (2014)[64]	190	鳞癌	Ⅰ~Ⅲ期	两野清扫	22.6	50	5.7	34.7	6.8
Cai (2010)[65]	685	鳞癌	Ⅰ~Ⅲ期	两野（85%）三野（15%）	7.3	23.5	4.1	6.9	2.7
王 (2017)[66]	395	鳞癌	Ⅲ期	两野（95%）三野（5%）	14.1	36.7	10.3	20.5	5.1

表7-9　1077例食管鳞癌术后淋巴结转移规律[68]

原发肿瘤位置	转移淋巴结位置				
	颈部（%）	胸上段（%）	胸中段（%）	胸下段（%）	腹部（%）
胸上段	16.7	38.9	11.1	5.6	5.6
胸中段	4.0	3.8	32.9	7.1	17.1
胸下段	1.0	3.0	22.7	37.0	33.2

现胸中、下段及腹部淋巴结转移[68]。Ding等的一项Meta分析对胸段食管癌淋巴结转移特点进行了总结，其中淋巴结转移率高于15%的高危淋巴引流区分布情况，与前文Huang等的研究相仿。此外，T分期、病灶长度、病理分化类型都与胸段食管鳞癌淋巴结转移率相关（$P<0.001$）[69]。

应根据食管癌术后复发规律勾画辅助放疗的靶区范围。由于各单位手术方式不同，术后放疗范围存在一定争议。目前存在多种CTV勾画的方式，包括：双侧锁骨上区+全纵隔+胃左淋巴引流区[65]；瘤床上下外扩5 cm并包括其内的淋巴引流区[70]；双侧锁骨上区+上纵隔[71]等。在设计术后放疗靶区时主要考虑不同位置食管癌淋巴结转移规律、手术清扫范围及术后高复发位置，需要结合各单位外科实际情况执行。在术后靶区勾画中，应特别注意胸腔胃的耐受剂量。

4 胸段食管癌放疗适应证推荐（参考NCCN指南[10]及ESMO指南[9]）

新辅助放化疗：除cT1b/T2N0低危的患者可直接行食管癌切除术外，对其余cT1b-4a、N0-N+无远处转移的食管癌患者均推荐行新辅助放化疗联合根治切除术。

根治性放化疗：对于不可手术切除或拒绝手术治疗的局部晚期（cT1b-4a、N0-N+）胸段食管癌患者或T4b患者（当侵及气管、大血管或心脏时考虑仅行化疗）推荐同步放化疗。

辅助放化疗根据病理类型不同（鳞癌或腺癌），治疗建议有所不同：对R0切除且淋巴结阴性的食管腺癌患者，pT2者可观察，对于其中有高危因素（分化差、脉管癌栓、神经侵犯、年龄<50岁）的胸下段食管或食管胃交界部腺癌患者可考虑行辅助放化疗；pT3-4a者建议观察或行氟尿嘧啶为基础的放化疗。对于R0切除且淋巴结阳性的食管腺癌患者，推荐行辅助放化疗或辅助化疗。对于R1、R2切除的食管鳞癌或腺癌患者，若未行新辅助治疗，术后均应行辅助放化疗。

5 胸段食管癌放疗流程及实践

5.1 定位前准备

治疗方案的制订需要经多学科会诊方案，包括外科、肿瘤内科、放疗科、影像科、胃肠科、病理科等共同讨论后进行；全身分期检查的同时应行营养评估，必要时尽早给予营养支持。分期检查包括：颈部增强CT/超声、胸部增强CT、食管超声内镜、腹部增强CT、全身骨扫描等，和/或PET/CT，必要时完善头增强MRI/CT、支气管镜等。

模拟定位前完善胸部增强CT、食管钡餐造影、食管超声内镜、食管镜或PET/CT等辅助检查手段，必要时完善支气管镜、胸部MRI，以确定靶区体积和射野边界。

向患者及家属交代病情及治疗方案，取得患者配合，签署放化疗知情同意书。

治疗患者内科合并症，积极改善贫血、营养不良及疼痛等有可能影响患者放化疗连续性的情况。

5.2　胸部CT定位

使用CT模拟定位，仰卧、双手抱肘上举置于额前、体模固定胸-上腹部，胸上段食管癌固定范围应包括颈部，使用造影剂且扫描层厚3~5 mm。

胸下段食管癌或存在腹腔淋巴结转移的患者，预计需行腹腔照射。为尽量减少胃的照射剂量，清晰地显示出淋巴引流区，同时获得腹腔照射病灶位置较好的重复性，建议定位前3~4小时空腹，定位前口服固定量的食水使胃腔达到可重复的充盈状态。在之后的治疗中，同定位时一致，尽量减少因胃充盈程度不一致所造成的误差。术后残胃位于纵隔的患者，不应充盈胃，以免造成残胃受照射量的升高。

必要时可考虑应用MRI和/或PET/CT扫描，与定位CT融合图像后帮助确定靶区范围。

5.3　靶区定义

5.3.1　GTV

需要勾画的GTV包括原发灶和转移淋巴结，可分别用GTVp（gross tumor volume of primary tumor）和GTVn（gross tumor volume of lymph node）表示。

（1）GTVp：原发灶的确定需参考可以获得的所有相关检查结果，包括CT、消化道内镜、超声内镜、食管造影、MRI、PET/CT等。

对于局部晚期食管癌，原发肿瘤在CT图像上可为含气空腔食管壁厚度>5 mm或不含气空腔食管壁厚度>10 mm的病变区域。外侵标准为肿瘤水平的食管与周围结构正常脂肪边界消失。

确定原发肿瘤长度时综合参考内窥镜、消化道造影的结果[72]，必要时参考PET/CT[73]、MRI[74]的结果。通过消化道造影和胃镜可以判断病变位置与长度，能反映食管黏膜、食管壁光整度以及食管壁蠕动状态等信息。但结合实际数据，会发现因为食管的蠕动和进食状态的不同，上消化道造影和胃镜的测量结果存在一定的误差，临床实际勾画靶区时需将三者结合，综合考虑。

PET/CT可以提供肿瘤代谢活性等信息，对食管癌原发病灶及转移灶之定性诊断的敏感性高达69%~100%，但对T分期准确性不及超声内镜[75]。在临床上以SUV 2.5为阈值勾画GTV长度与实际病变最为接近[76]，但PET/CT扫描条件和SUV值的选择无法做到标准化，SUV值受患者生理状态（血糖、呼吸等）和扫描条件的影响大。

此外，临床确定原发病灶长度的方法还有：模拟机下吞钡确定上下界、内镜下放置钛夹确定上下界、MRI-DWI与CT图像融合确定上下界等。

判断食管肿物与大动脉关系时，常用"接触角法"，即CT图像上肿瘤与外侵血管的两接触点与大动脉轴心连线形成的夹角小于45°的，认为动脉未受侵；接触角大于等于90°的认为动脉受侵；角度在45°~90°的须谨慎判断[77]。

（2）GTVn：所有查体及影像学发现的转移淋巴结。

CT诊断转移淋巴结的标准[78-79]：胸腔内淋巴结短径≥10 mm；气管食管旁沟、食管旁、心膈角淋巴结短径≥5 mm；淋巴结短径不到10 mm，但有明显坏死、强化等表现，或有≥3个淋巴结呈团簇状；PET/CT显示的高代谢淋巴结（SUV值>2.5）定义为转移性淋巴结。淋巴结短长径比大于0.7[80]。

5.3.2　CTV

研究显示，食管癌大体肿瘤近端和远端的94%的亚临床病变在3 cm之内，97.0%的亚临床病变在5 cm之内[81]。因此，CTV必须包括GTVp在头脚方向外放3.0 cm，向四周外放0.5~0.8 cm，不超过解剖边界，除非有证据证实其受侵。以下将分情况阐述CTV所包括的范围。

5.3.2.1　术前新辅助放疗

❖胸上段：

上界为环甲膜食管入口水平，包括GTV上3 cm；下界为GTV下缘3 cm或隆凸下2~3 cm。包括下颈部、锁骨上、1、2、4、7、8U及部分8M组淋巴引流区。

❖胸中段：

上界为肺尖水平，包括GTV上3 cm；下界为GTV下缘3 cm。包括2、4、7、8U、8M及部分8Lo组淋巴引流区。

❖胸下段：

上界为主动脉弓下；下界为腹腔胃左淋巴引流区。包括4、7、部分8U、8M、8Lo、16、17、20组淋巴引流区。

5.3.2.2　根治性放疗

（1）IFI

按照累及野照射的方式勾画CTV，包括原发肿瘤临床靶体积，可表示为CTVp（clinical target volume of primary tumor），和淋巴结临床靶体积，可表示为CTVn（clinical target volume of lymph node）；CTVp在原发肿瘤的上、下缘各外放3 cm，并包括其范围内的区域淋巴引流区。CTVn

为GTVn所在的区域，头脚方向保证1 cm的边界，CTVp与CTVn合并形成CTV。若转移淋巴结位于GTVp 5 cm以外而无法使CTVp与CTVn相连时，则分别勾画。

（2）ENI

❖胸上段：

上界为环甲膜食管入口水平；下界为GTV下缘3 cm或隆凸下2~3 cm。包括下颈部、锁骨上、1、2、4、7、8U及部分8M组淋巴引流区。

❖胸中段：

上界为肺尖水平，包括GTV上3 cm；下界为GTV下缘3 cm。包括2、4、7、8U、8M及部分8Lo组淋巴引流区。

❖胸下段：

上界为主动脉弓下；下界为腹腔胃左淋巴引流区。包括4、7、部分8U、8M、8Lo、16、17、20组淋巴引流区。

5.3.2.3 术后辅助放疗

❖胸上段：

上界为环甲膜食管入口水平；下界为瘤床下3 cm或隆凸下2~3 cm。包括中下颈部、锁骨上、1、2、4、7、8U及部分8M组淋巴引流区。

❖胸中段：

上界为肺尖水平；下界为瘤床下3 cm。包括2、4、7、8U、8M组淋巴引流区。若中段食管癌出现8Lo组或腹

腔淋巴结转移，应包括8Lo及腹腔的16、17、20组淋巴引流区。

❖胸下段：

上界为主动脉弓下；下界为腹腔干水平。包括4、7、部分8U、8M、8Lo、16、17、20组淋巴引流区。

5.4 胸段食管癌放疗剂量

术前放疗：NCCN指南推荐，41.4~50.4 Gy（1.8~2.0 Gy/次），若因基础病或其他危险因素可能无法手术时，放疗剂量应达到根治性的50~50.4 Gy（1.8~2.0 Gy/次）。

术后放疗：45~50.4 Gy（1.8~2.0 Gy/次）。

根治性放疗：50~50.4 Gy（1.8~2.0 Gy/次）。

一些亚洲研究者认为提高放疗剂量至≥60 Gy有助于提高局部控制率和无进展生存率[82]。考虑到国外研究的食管癌患者多数为腺癌，而国内的食管癌以鳞癌为主，较高的剂量可能获得较好的局部控制率。但国内一些回顾性数据显示，即使将食管癌患者放疗剂量提高至60 Gy，放疗后局部失败率仍较高[83]。提高放疗剂量的相关研究见表7-10。

5.5 支持治疗

放疗期间，至少每周评估1次患者的生命体征、体重以及血常规，以预防为目的的止吐治疗以及对症的抗

表7-10　亚洲研究者针对提高放疗剂量的研究及结论

第一作者（发表年份）	样本量（例）	分组情况	结论
Suh（2014）[82]	126	≥60 Gy和<60 Gy	高剂量组显著提高了患者的2年局部控制率（69% vs 32%，P<0.01）和无进展生存率（47% vs 20%，P=0.01），但未提高总生存（高剂量组与标准剂量组中位OS 28个月 vs 18个月，P=0.26）
陈（2005）[83]	132	50~60 Gy、60.1~69.9 Gy和≥70 Gy	局部失败率分别为69%、61%、52%，放疗50~60 Gy组较放疗≥70 Gy组的复发率高（P=0.027）、复发时间短（P=0.038），放疗60.1~69.9 Gy组与放疗≥70 Gy组相比，局部失败率和失败时间均无显著差异（P>0.05）。
Song（2015）[84]	5244	≥60 Gy和<60 Gy	Meta分析显示放疗剂量≥60 Gy可提高局部控制率、无进展生存率，且没有增加治疗相关毒性。

酸、止泻治疗可按需给予。建议治疗开始前及治疗期间对患者进行营养状况评估，并根据营养状况评估结果给予患者个体化的营养支持方案。患者主观整体评估（patient-generated subjective global assessment，PG-SGA）评分是专门为肿瘤患者设计的肿瘤特异性营养评估工具，推荐用于肿瘤患者营养状况评估的首选。结合国内外指南和共识[85]，食管癌放疗患者肠内营养的适应证主要有：中重度吞咽梗阻、一个月内体重下降5%以上、身体质量指数（body mass index，BMI）<18.5 kg/m^2、PG-SGA≥4分、摄食量少于正常需要量60%达3~5天以上，且

消化吸收功能存在。肠内营养的途径包括口服和管饲。口服营养补充是放疗患者肠内营养的首选途径。单纯口服营养补充不能满足目标营养需要量，或考虑患者梗阻严重、放疗期间有可能进一步加重症状而口服无法满足营养需要量时，可考虑行管饲营养。

参考文献

[1]　Chen W，Zheng R，Baade PD，et al. Cancer statistics in China，2015[J]. CA Cancer J Clin，2016，66(2)：115-132.

[2]　Wu X，Chen VW，Ruiz B，et al. Incidence of esophageal and gastric

carcinomas among American Asians/Pacific Islanders, whites, and blacks: subsite and histology differences[J]. Cancer, 2006, 106(3): 683-692.

[3] 陈万青, 郑荣寿, 陈志峰, 等. 中国4个食管癌高发区上消化道癌的流行现状[J]. 中国肿瘤, 2011, 20(8): 557-560.

[4] Kelsen DP, Ginsberg R, Pajak TF, et al. Chemotherapy followed by surgery compared with surgery alone for localized esophageal cancer[J]. N Engl J Med, 1998, 339(27): 1979-1984.

[5] Nakagawa S, Kanda T, Kosugi S, et al. Recurrence pattern of squamous cell carcinoma of the thoracic esophagus after extended radical esophagectomy with three-field lymphadenectomy[J]. J Am Coll Surg, 2004, 198(2): 205-211.

[6] Lee SJ, Lee KS, Yim YJ, et al. Recurrence of squamous cell carcinoma of the oesophagus after curative surgery: rates and patterns on imaging studies correlated with tumour location and pathological stage[J]. Clin Radiol, 2005, 60(5): 547-554.

[7] Rice TW, Ishwaran H, Ferguson MK, et al. Cancer of the Esophagus and Esophagogastric Junction: An Eighth Edition Staging Primer[J]. J Thorac Oncol, 2017, 12(1): 36-42.

[8] Mariette C, Dahan L, Mornex F, et al. Surgery Alone Versus Chemoradiotherapy Followed by Surgery for Stage I and II Esophageal Cancer: Final Analysis of Randomized Controlled Phase III Trial FFCD 9901[J]. J Clin Oncol, 2014, 32(23): 2416-2422.

[9] Lordick F, Mariette C, Haustermans K, et al. Oesophageal cancer: ESMO Clinical Practice Guidelines for diagnosis, treatment and follow-up[J]. Ann Oncol, 2016, 27(suppl 5): v50-v57.

[10] NCCN. The NCCN esophageal and esophagogastric junction cancers clinical practice guidelines in oncology (version 2.2019)[EB/OL]. Fort Washington: NCCN, 2019[2019-05-29]. https://www.nccn.org/professionals/physician_gls/pdf/esophageal.pdf

[11] Sjoquist KM, Burmeister BH, Smithers BM, et al. Survival after neoadjuvant chemotherapy or chemoradiotherapy for resectable oesophageal carcinoma: an updated meta-analysis[J]. Lancet Oncol, 2011, 12(7): 681-692.

[12] Kranzfelder M, Schuster T, Geinitz H, et al. Meta-analysis of neoadjuvant treatment modalities and definitive non-surgical therapy for oesophageal squamous cell cancer[J]. Br J Surg, 2011, 98(6): 768-783.

[13] Ronellenfitsch U, Schwarzbach M, Hofheinz R, et al. Perioperative chemo(radio)therapy versus primary surgery for resectable adenocarcinoma of the stomach, gastroesophageal junction, and lower esophagus[J]. Cochrane Database Syst Rev, 2013(5): CD008107.

[14] Walsh TN, Noonan N, Hollywood D, et al. A comparison of multimodal therapy and surgery for esophageal adenocarcinoma[J]. N Engl J Med, 1996, 335(7): 462-467.

[15] Tepper J, Krasna MJ, Niedzwiecki D, et al. Phase III trial of trimodality therapy with cisplatin, fluorouracil, radiotherapy, and surgery compared with surgery alone for esophageal cancer: CALGB 9781[J]. J Clin Oncol, 2008, 26(7): 1086-1092.

[16] Shapiro J, van Lanschot JJB, Hulshof MCCM, et al. Neoadjuvant chemoradiotherapy plus surgery versus surgery alone for oesophageal

or junctional cancer (CROSS): long-term results of a randomised controlled trial[J]. Lancet Oncol, 2015, 16(9): 1090-1098.

[17] Yang H, Liu H, Chen Y, et al. Neoadjuvant Chemoradiotherapy Followed by Surgery Versus Surgery Alone for Locally Advanced Squamous Cell Carcinoma of the Esophagus (NEOCRTEC5010): A Phase III Multicenter, Randomized, Open-Label Clinical Trial[J]. J Clin Oncol, 2018, 36(27): 2796-2803.

[18] van Heijl M, van Lanschot JJ, Koppert LB, et al. Neoadjuvant chemoradiation followed by surgery versus surgery alone for patients with adenocarcinoma or squamous cell carcinoma of the esophagus (CROSS)[J]. BMC Surg, 2008, 8: 21.

[19] van Hagen P, Hulshof MC, van Lanschot JJ, et al. Preoperative chemoradiotherapy for esophageal or junctional cancer[J]. N Engl J Med, 2012, 366(22): 2074-2084.

[20] Oppedijk V, van der Gaast A, van Lanschot JJB, et al. Patterns of Recurrence After Surgery Alone Versus Preoperative Chemoradiotherapy and Surgery in the CROSS Trials[J]. J Clin Oncol, 2014, 32(5): 385-391.

[21] Urschel JD, Vasan H. A meta-analysis of randomized controlled trials that compared neoadjuvant chemoradiation and surgery to surgery alone for resectable esophageal cancer[J]. Am J Surg, 2003, 185(6): 538-543.

[22] Gebski V, Burmeister B, Smithers BM, et al. Survival benefits from neoadjuvant chemoradiotherapy or chemotherapy in oesophageal carcinoma: a meta-analysis[J]. Lancet Oncol, 2007, 8(3): 226-234

[23] Huang Y, Wang H, Luo G, et al. A systematic review and network meta-analysis of neoadjuvant therapy combined with surgery for patients with resectable esophageal squamous cell carcinoma[J]. Int J Surg, 2017, 38: 41-47.

[24] Deng HY, Wang WP, Wang YC, et al. Neoadjuvant chemoradiotherapy or chemotherapy? A comprehensive systematic review and meta-analysis of the options for neoadjuvant therapy for treating oesophageal cancer[J]. Eur J Cardiothorac Surg, 2017, 51(3): 421-431.

[25] Buckstein M, Rhome R, Ru M, et al. Neoadjuvant chemoradiation radiation dose levels for surgically resectable esophageal cancer: predictors of use and outcomes[J]. Dis Esophagus, 2018, 31(5): 1-8.

[26] Cooper JS, Guo MD, Herskovic A, et al. Chemoradiotherapy of locally advanced esophageal cancer: long-term follow-up of a prospective randomized trial (RTOG 85-01). Radiation Therapy Oncology Group[J]. JAMA, 1999, 281(17): 1623-1627.

[27] Minsky BD, Pajak TF, Ginsberg RJ, et al. INT 0123 (Radiation Therapy Oncology Group 94-05) phase III trial of combined-modality therapy for esophageal cancer: high-dose versus standard-dose radiation therapy[J]. J Clin Oncol, 2002, 20(5): 1167-1174.

[28] Urba SG, Orringer MB, Ianettonni M, et al. Concurrent cisplatin, paclitaxel, and radiotherapy as preoperative treatment for patients with locoregional esophageal carcinoma[J]. Cancer, 2003, 98(10): 2177-2183.

[29] Li QQ, Liu MZ, Hu YH, et al. Definitive concomitant chemoradiotherapy with docetaxel and cisplatin in squamous esophageal carcinoma[J]. Dis Esophagus, 2010, 23(3): 253-259.

[30] Day FL, Leong T, Ngan S, et al. Phase I trial of docetaxel, cisplatin

and concurrent radical radiotherapy in locally advanced oesophageal cancer[J]. Br J Cancer, 2011, 104(2): 265-271.

[31] Chen Y, Ye J, Zhu Z, et al. Comparing Paclitaxel Plus Fluorouracil Versus Cisplatin Plus Fluorouracil in Chemoradiotherapy for Locally Advanced Esophageal Squamous Cell Cancer: A Randomized, Multicenter, Phase III Clinical Trial [J]. J Clin Oncol, 2019, 37(2):1695-1703.

[32] Conroy T, Galais MP, Raoul JL, et al. Definitive chemoradiotherapy with FOLFOX versus fluorouracil and cisplatin in patients with oesophageal cancer (PRODIGE5/ACCORD17): final results of a randomised, phase 2/3 trial[J]. Lancet Oncol, 2014, 15(3): 305-314.

[33] Khushalani NI, Leichman CG, Proulx G, et al. Oxaliplatin in combination with protracted-infusion fluorouracil and radiation: report of a clinical trial for patients with esophageal cancer[J]. J Clin Oncol, 2002, 20(12): 2844-2850.

[34] Gwynne S, Hurt C, Evans M, et al. Definitive chemoradiation for oesophageal cancer--a standard of care in patients with non-metastatic oesophageal cancer[J]. Clin Oncol (R Coll Radiol), 2011, 23(3): 182-188.

[35] Denham JW, Steigler A, Kilmurray J, et al. Relapse patterns after chemo-radiation for carcinoma of the oesophagus[J]. Clin Oncol (R Coll Radiol), 2003, 15(3): 98-108.

[36] Welsh J, Settle SH, Amini A, et al. Failure patterns in patients with esophageal cancer treated with definitive chemoradiation[J]. Cancer, 2012, 118(10): 2632-2640.

[37] Versteijne E, van Laarhoven HW, van Hooft JE, et al. Definitive chemoradiation for patients with inoperable and/or unresectable esophageal cancer: locoregional recurrence pattern[J]. Dis Esophagus, 2015, 28(5): 453-459.

[38] 王绿化, 朱广迎. 肿瘤放射治疗学[M]. 北京: 人民卫生出版社, 2016: 146-167.

[39] 罗毅君, 王晓莉, 于金明, 等. 食管鳞癌累及野放疗的理论与实践[J]. 中华放射肿瘤学杂志, 2017, 26(8): 965-969.

[40] Jing W, Zhu H, Guo H, et al. Feasibility of Elective Nodal Irradiation (ENI) and Involved Field Irradiation (IFI) in Radiotherapy for the Elderly Patients (Aged ≥ 70 Years) with Esophageal Squamous Cell Cancer: A Retrospective Analysis from a Single Institute[J]. PLoS One, 2015, 10(12): e0143007.

[41] Ji K, Zhao L, Yang C, et al. Three-dimensional conformal radiation for esophageal squamous cell carcinoma with involved-field irradiation may deliver considerable doses of incidental nodal irradiation[J]. Radiat Oncol, 2012, 7: 200.

[42] Button MR, Morgan CA, Croydon ES, et al. Study to determine adequate margins in radiotherapy planning for esophageal carcinoma by detailing patterns of recurrence after definitive chemoradiotherapy[J]. Int J Radiat Oncol Biol Phys, 2009, 73(3): 818-823

[43] Zhao KL, Ma JB, Liu G, et al. Three-dimensional conformal radiation therapy for esophageal squamous cell carcinoma: is elective nodal irradiation necessary?[J]. Int J Radiat Oncol Biol Phys, 2010,

76(2)：446-451

[44] Zhang X，Li M，Meng X，et al. Involved-field irradiation in definitive chemoradiotherapy for locally advanced esophageal squamous cell carcinoma[J]. Radiat Oncol，2014，9：64.

[45] Ma JB，Song YP，Yu JM，et al. Feasibility of Involved-Field Conformal Radiotherapy for Cervical and Upper-Thoracic Esophageal Cancer[J]. Onkologie，2011，34(11)：599-604.

[46] Liu M，Zhao K，Chen Y，et al. Evaluation of the value of ENI in radiotherapy for cervical and upper thoracic esophageal cancer：a retrospective analysis[J]. Radiat Oncol，2014，9：232.

[47] Yamashita H，Takenaka R，Omori M，et al. Involved-field radiotherapy (IFRT) versus elective nodal irradiation (ENI) in combination with concurrent chemotherapy for 239 esophageal cancers：a single institutional retrospective study[J]. Radiat Oncol，2015，10：171.

[48] 吕家华,伊斯刊达尔·阿布力米提,李涛,等. 胸段食管鳞癌根治性放化疗IFI和ENI前瞻性多中心随机对照临床研究[J]. 中华放射肿瘤学杂志,2018,27(3)：245-249.

[49] Ando N，Iizuka T，Kakegawa T，et al. A randomized trial of surgery with and without chemotherapy for localized squamous carcinoma of the thoracic esophagus：the Japan Clinical Oncology Group Study[J]. J Thorac Cardiovasc Surg，1997，114(2)：205-209.

[50] Ando N，Iizuka T，Ide H，et al. Surgery plus chemotherapy compared with surgery alone for localized squamous cell carcinoma of the thoracic esophagus：a Japan Clinical Oncology Group Study--JCOG9204[J]. J Clin Oncol，2003，21(24)：4592-4596.

[51] Lee J，Lee KE，Im YH，et al. Adjuvant chemotherapy with 5-fluorouracil and cisplatin in lymph node-positive thoracic esophageal squamous cell carcinoma[J]. Ann Thorac Surg，2005，80(4)：1170-1175.

[52] Ando N，Kato H，Igaki H，et al. A randomized trial comparing postoperative adjuvant chemotherapy with cisplatin and 5-fluorouracil versus preoperative chemotherapy for localized advanced squamous cell carcinoma of the thoracic esophagus (JCOG9907)[J]. Ann Surg Oncol，2012，19(1)：68-74.

[53] Macdonald JS，Smalley SR，Benedetti J，et al. Chemoradiotherapy after surgery compared with surgery alone for adenocarcinoma of the stomach or gastroesophageal junction[J]. N Engl J Med，2001，345(10)：725-730.

[54] Fok M，Sham JS，Choy D，et al. Postoperative radiotherapy for carcinoma of the esophagus：a prospective，randomized controlled study[J]. Surgery，1993，113(2)：138-147.

[55] Zieren HU，Muller JM，Jacobi CA，et al. Adjuvant postoperative radiation therapy after curative resection of squamous cell carcinoma of the thoracic esophagus：a prospective randomized study[J]. World J Surg，1995，19(3)：444-449.

[56] Xiao ZF，Yang ZY，Liang J，et al. Value of radiotherapy after radical surgery for esophageal carcinoma：a report of 495 patients[J]. Ann Thorac Surg，2003，75(2)：331-336.

[57] Schreiber D，Rineer J，Vongtama D，et al. Impact of postoperative radiation after esophagectomy for esophageal cancer[J]. J Thorac Oncol，2010，5(2)：244-250.

[58] Xu Y, Liu J, Du X, et al. Prognostic impact of postoperative radiation in patients undergoing radical esophagectomy for pathologic lymph node positive esophageal cancer[J]. Radiat Oncol, 2013, 8: 116.

[59] Xiao ZF, Yang ZY, Miao YJ, et al. Influence of number of metastatic lymph nodes on survival of curative resected thoracic esophageal cancer patients and value of radiotherapy: report of 549 cases[J]. Int J Radiat Oncol Biol Phys, 2005, 62(1): 82-90.

[60] Chen J, Pan J, Zheng X, et al. Number and location of positive nodes, postoperative radiotherapy, and survival after esophagectomy with three-field lymph node dissection for thoracic esophageal squamous cell carcinoma[J]. Int J Radiat Oncol Biol Phys, 2012, 82(1): 475-482.

[61] Hsu PK, Huang CS, Wang BY, et al. Survival benefits of postoperative chemoradiation for lymph node-positive esophageal squamous cell carcinoma[J]. Ann Thorac Surg, 2014, 97(5): 1734-1741.

[62] 刘晓, 章文成, 于舒飞, 等. T2-3N0M0期食管癌R0术后失败模式分析——术后放疗潜在价值与意义[J]. 中华放射肿瘤学杂志, 2015, 24(1): 19-24.

[63] Mariette C, Balon JM, Piessen G, et al. Pattern of recurrence following complete resection of esophageal carcinoma and factors predictive of recurrent disease[J]. Cancer, 2003, 97(7): 1616-1623.

[64] Su XD, Zhang DK, Zhang X, et al. Prognostic factors in patients with recurrence after complete resection of esophageal squamous cell carcinoma[J]. J Thorac Dis, 2014, 6(7): 949-957.

[65] Cai WJ, Xin PL. Pattern of relapse in surgical treated patients with thoracic esophageal squamous cell carcinoma and its possible impact on target delineation for postoperative radiotherapy[J]. Radiother Oncol, 2010, 96(1): 104-107.

[66] 王玉祥, 杨琼, 邱嵘, 等. III期胸段食管鳞癌根治术后辅助治疗价值[J]. 中华放射肿瘤学杂志, 2017, 26(1): 22-28.

[67] Li CL, Zhang FL, Wang YD, et al. Characteristics of recurrence after radical esophagectomy with two-field lymph node dissection for thoracic esophageal cancer[J]. Oncol Lett, 2013, 5(1): 355-359.

[68] Huang W, Li B, Gong H, et al. Pattern of lymph node metastases and its implication in radiotherapeutic clinical target volume in patients with thoracic esophageal squamous cell carcinoma: A report of 1077 cases[J]. Radiother Oncol, 2010, 95(2): 229-233.

[69] Ding X, Zhang J, Li B, et al. A meta-analysis of lymph node metastasis rate for patients with thoracic oesophageal cancer and its implication in delineation of clinical target volume for radiation therapy[J]. Br J Radiol, 2012, 85(1019): e1110-1119.

[70] Bedard EL, Inculet RI, Malthaner RA, et al. The role of surgery and postoperative chemoradiation therapy in patients with lymph node positive esophageal carcinoma[J]. Cancer, 2001, 91(12): 2423-2430.

[71] Nishimura Y, Ono K, Imamura M, et al. Postoperative radiation therapy for esophageal cancer [J]. Radiat Med, 1989, 7(2): 88-94.

[72] 王军, 祝淑钗, 韩春, 等. CT扫描食管造影和内窥镜测量食管癌病变长度的价值[J]. 中国肿瘤临床, 2008, 35(17): 967-970.

[73] 袁双虎, 于金明, 于甬华, 等. 18F-脱氧葡萄糖PET-CT检测食管癌病变长度的临床价值[J]. 中华放射肿瘤学杂志, 2006, 15(5): 389-392.

[74] 王澜,韩春,祝淑钗,等.CT及DWI对确定食管癌病变长度的病理对照研究[J].中华放射肿瘤学杂志,2015,24(4):373-376.

[75] Lowe VJ, Booya F, Fletcher JG, et al. Comparison of positron emission tomography, computed tomography, and endoscopic ultrasound in the initial staging of patients with esophageal cancer[J]. Mol Imaging Biol, 2005, 7(6):422-430.

[76] Zhong X, Yu J, Zhang B, et al. Using 18F-fluorodeoxyglucose positron emission tomography to estimate the length of gross tumor in patients with squamous cell carcinoma of the esophagus[J]. Int J Radiat Oncol Biol Phys, 2009, 73(1):136-141.

[77] Picus D, Balfe DM, Koehler RE, et al. Computed tomography in the staging of esophageal carcinoma[J]. Radiology, 1983, 146(2):433-438.

[78] Mizowaki T, Nishimura Y, Shimada Y, et al. Optimal size criteria of malignant lymph nodes in the treatment planning of radiotherapy for esophageal cancer:evaluation by computed tomography and magnetic resonance imaging[J]. Int J Radiat Oncol Biol Phys, 1996, 36(5):1091-1098.

[79] Sgourakis G, Gockel I, Lyros O, et al. Detection of lymph node metastases in esophageal cancer[J]. Expert Rev Anticancer Ther, 2011, 11(4):601-612.

[80] 杨守鑫,王铸,屈东,等.螺旋CT多平面重建技术对食管癌转移淋巴结的诊断价值[J].癌症进展,2018,16(10):1223-1227.

[81] Gao XS, Qiao X, Wu F, et al. Pathological analysis of clinical target volume margin for radiotherapy in patients with esophageal and gastroesophageal junction carcinoma[J]. Int J Radiat Oncol Biol Phys, 2007, 67(2):389-396.

[82] Suh YG, Lee IJ, Koom WS, et al. High-dose versus standard-dose radiotherapy with concurrent chemotherapy in stages II-III esophageal cancer[J]. Jpn J Clin Oncol, 2014, 44(6):534-540.

[83] 陈尔成,刘孟忠,胡永红,等.食管癌同期放化疗后局部失败相关因素分析[J].癌症,2005,24(4):498-501.

[84] Song T, Liang X, Fang M, et al. High-dose versus conventional-dose irradiation in cisplatin-based definitive concurrent chemoradiotherapy for esophageal cancer:a systematic review and pooled analysis[J]. Expert Rev Anticancer Ther, 2015, 15(10):1157-1169.

[85] 吕家华,李涛,谢丛华,等.食管癌放疗患者肠内营养专家共识[J].肿瘤代谢与营养电子杂志,2015,2(4):29-32.

第八章 食管癌病例与靶区定义

病例1：食管胸上段鳞癌行ENI（图8-1~图8-9）

患者，男，63岁，主因"吞咽梗噎伴声音嘶哑1个月余"就诊。

患者于就诊前1个月余出现吞咽梗噎，伴有声音嘶哑。无明显咳嗽、胸痛、发热、反酸等症状。目前可进半流食，体重无明显减轻。吸烟饮酒史30年。查体：东部肿瘤协作组评分（Eastern Cooprative Oncology Group，ECOG）1级，双侧颈部及锁骨上区未触及明显肿大淋巴结，心、肺腹查体未见异常。间接喉镜示：左侧声带活动受限。胸部增强CT示：食管胸上段管壁不均匀异常增厚，较厚部位约1.5 cm，累及长度约4 cm，外膜模糊，纵隔2L、2R、4L、4R、7、8U、8M组多个淋巴结肿大，较大者约

1.8 cm × 1.4 cm，均考虑为转移。食管钡餐造影示：食管胸上段可见不规则充盈缺损，黏膜紊乱、破坏，见龛影，管壁不规则僵硬，病变环周受累，长约4 cm。食管镜示：食管距门齿22~26 cm可见一溃疡型病变，占食管1/3环周，中央凹陷，表面粗糙，边缘黏膜隆起。超声内镜示：食管距门齿22~26 cm病变黏膜增厚，累及外膜层，齿状线距门齿39 cm。病理示：（食管）中分化鳞状细胞癌。肺功能：通气功能正常，肺总量正常，弥散功能正常。

诊断

食管胸上段中分化鳞状细胞癌 cT3N3M0 ⅣA期（AJCC 8th）

纵隔2L、2R、4L、4R、7、8U、8M组淋巴结转移

治疗原则 多学科会诊认为患者胸上段食管癌，多发

淋巴结转移，首选根治性同步放化疗。

治疗方案 调强放疗，处方剂量：95%PGTV 60 Gy/95%PTV 50.4 Gy/28f，5次/周，同步紫杉醇+卡铂化疗。

靶区勾画说明

❖ GTVp：食管原发肿瘤大体体积。

■ CTV

❖ GTVn：2L、2R、4L、4R、7、8U、8M组转移淋巴结。

❖ CTV：包括原发大体肿瘤上下3 cm的范围，并包括双侧下颈、部分锁骨上区域，以及纵隔1、2、4、7、8U、部分8M淋巴引流区，上界为环状软骨下缘，下界为7组下界。

■ GTVn
■ CTV

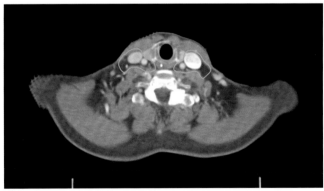

图8-1 环状软骨下缘（食管入口）水平

为CTV的上界，包括食管旁（1组）及下颈部（IV组）淋巴引流区。

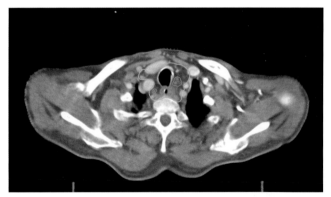

图8-2 肺尖水平

为GTVp上界上3 cm层面，GTVn包括左侧气管旁（2L组）、右侧食管旁（8U组）转移淋巴结，CTV在包括相应淋巴引流区（部分下颈IV组、2组、8U组）的同时应开始包括食管。

■ GTVn
■ CTV

■ GTVp
■ CTV

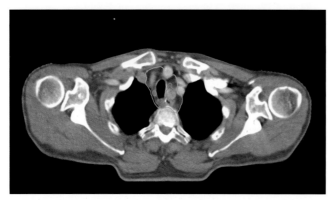

图8-3　胸骨切迹水平

GTVn包括双侧气管旁（2组）转移淋巴结，CTV包括双侧气管旁（2组）、食管旁（8U组）及食管。

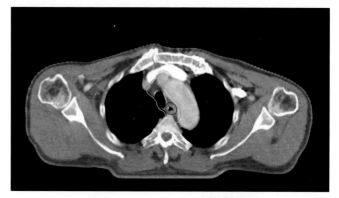

图8-4　主动脉弓上缘下1 cm水平

GTVp上界，CTV包括4组及8U组。

- ■ GTVp
- ■ GTVn
- ■ CTV

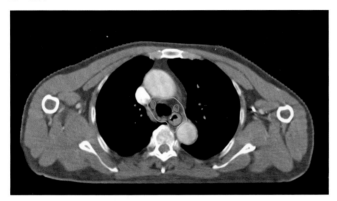

图8-5 奇静脉弓水平

GTVp为食管肿瘤大体体积，GTVn包括双侧4组转移淋巴结，CTV包括4、8U组淋巴引流区。

- ■ GTVp
- ■ GTVn
- ■ CTV

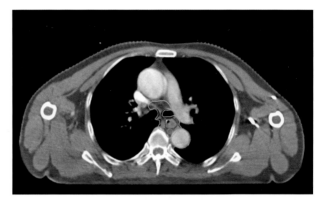

图8-6 隆凸水平

GTVp下界，GTVn包括食管旁（8M组）转移淋巴结，CTV包括隆凸下（7组）、食管旁（8M组）淋巴引流区。

- CTV

- GTVp
- GTVn
- CTV

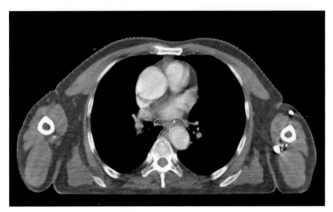

图8-7 左肺下叶支气管上缘水平（7组下界）

GTVp下界下3 cm，CTV包括隆凸下（7组）及食管旁（8M组）淋巴引流区，此层面为CTV下界。

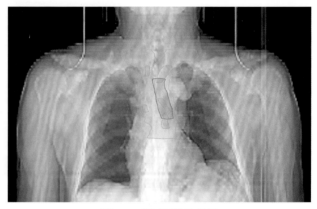

图8-8 靶区冠状位投影

■ GTVp
■ GTVn
■ CTV

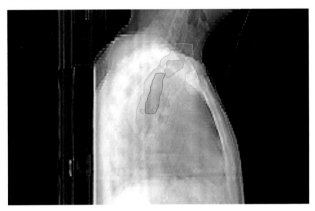

图8-9　靶区矢状位投影

CTV上界为环状软骨下缘（食管入口），下界至7组下界，同时应包括GTVp下界下3 cm以内的层面。

病例2：食管胸中段鳞癌行ENI（图8-10~图8-18）

患者，男，56岁，主因"进食梗噎3个月余"就诊。

患者于就诊前3个月余无明显诱因出现进食梗噎，伴间断干咳，无咳痰，偶有胸骨后隐痛。无恶心、呕吐、反酸等不适。后进食梗噎症状逐渐加重，目前可进流食，体重近3个月减轻5 kg。既往史：2型糖尿病病史7年，口服药物血糖控制良好；大量饮酒史30年。查体：ECOG 1级，双侧颈部及锁骨上区未触及明显肿大淋巴结，心、肺、腹查体无特殊。胸部增强CT示：食管中段管壁不均匀增厚，最厚处约2.0 cm，累及长度约7 cm，与气管关系密切。纵隔2L、2R组可见成簇淋巴结，大者短径约1.0 cm，隆凸下气管旁淋巴结肿大，短径约1.0 cm，均考虑转移。食管钡餐造影示：食管胸中段见不规则充盈缺损，黏膜紊乱、破坏，内见龛影；病变环周受累，周围可见软组织肿块影，累及长度约8 cm。食管镜示：距门齿27~35 cm可见菜花样隆起型肿物，占食管全周，质脆，触之易出血；齿状线距门齿40 cm。超声内镜示：食管中段肿物，管腔狭窄，所见病变呈低回声，侵及食管全层，与左主支气管关系密切，考虑受侵；食管旁纵隔内多发淋巴结，较大者约1.0 cm，考虑转移。病理示：（食管）中分化鳞状细胞癌。肺功能：通气功能正常，肺总量正常，弥散功能正常。

诊断

食管胸中段中分化鳞状细胞癌 cT4bN2M0 ⅣA期（AJCC 8th）

    侵及左主支气管

    纵隔2L、2R、7组淋巴结转移

2型糖尿病

治疗原则　多学科会诊认为胸中段食管癌患者，气管受侵，无法手术切除。首选根治性同步放化疗。建议评估营养状态，加强营养支持。

治疗方案　调强放疗，处方剂量：95%PGTV 60 Gy/95%PTV 50.4 Gy/28f，5次/周，同步紫杉醇+卡铂化疗。

靶区勾画说明

❖　GTVp：食管原发肿瘤大体体积。

❖　GTVn：纵隔2L、2R、7组转移淋巴结。

❖　CTV：包括食管原发肿瘤上下3 cm的范围，以及纵隔2、4、7、部分8组淋巴引流区。上界至肺尖，下界至食管大体肿瘤下缘下3 cm。

■ CTV

■ GTVn
■ CTV

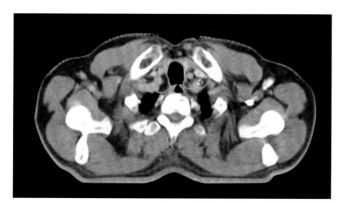

图8-10 肺尖水平

为CTV上界，包括血管鞘旁及气管旁淋巴引流区。

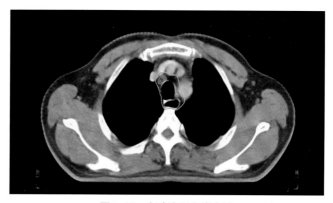

图8-11 主动脉弓上缘水平

为GTVp上界上3 cm层面，GTVn包括气管前方及左侧气管食管沟转移淋巴结，CTV包括食管、食管旁（8U组）及4组淋巴引流区。

■ GTVp

■ CTV

■ GTVp

■ GTVn

■ CTV

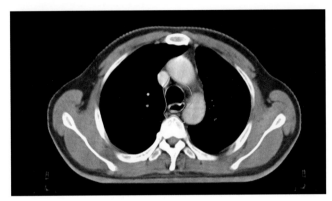

图8-12 主动脉弓下水平

为GTVp上界，CTV包括4组及食管旁（8U组）淋巴引流区。

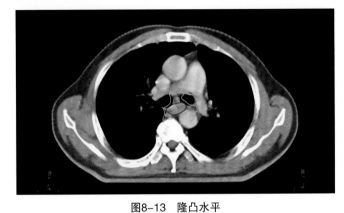

图8-13 隆凸水平

GTVp为食管肿瘤大体体积，GTVn为7组转移淋巴结，CTV包括食管旁（8M组）及7组淋巴引流区。

■ GTVp
■ CTV

■ GTVp
■ CTV

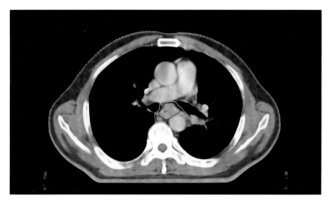

图8-14 隆凸下1 cm水平

肿瘤最大截面，GTVp应同时包括肿瘤侵犯的左主支气管后壁。

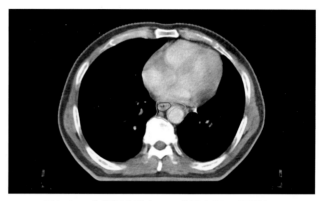

图8-15 食管胃交界上5 cm水平（GTVp下界）

- CTV

- GTVp
- GTVn
- CTV

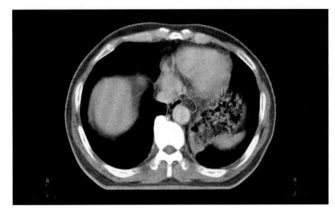

图8-16　膈顶水平

GTVp下界下3 cm，为CTV下界。

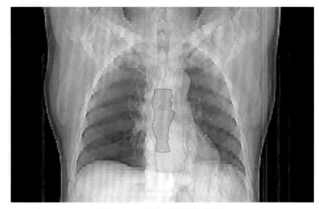

图8-17　靶区冠状位投影

■ GTVp
■ GTVn
■ CTV

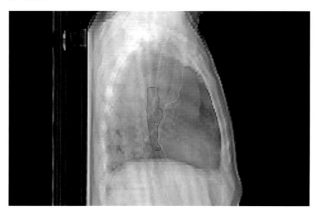

图8-18 靶区矢状位投影

CTV上界为2组（肺尖）水平、CTV下界为GTVp下界下3 cm水平。

病例3：食管胸下段鳞癌行ENI（图8-19~图8-30）

患者，男，61岁，主因"进食梗噎2个月余"就诊。

患者于就诊前2个月余无明显诱因出现进食梗噎感，偶有反酸，进行性加重。无发热、胸痛、咳嗽、呕血等症状。目前可进半流食，体重近3个月下降5 kg。查体：ECOG 1级，双侧颈部及锁骨上区未触及明显肿大淋巴结，心、肺、腹查体无特殊。胸部增强CT示：食管胸下段管壁不均匀增厚，较厚处约2.0 cm，外膜模糊；纵隔4组肿大淋巴结，直径约1.3 cm×1.0 cm，下段食管旁肿大淋巴结，直径约1.4 cm×1.2 cm，均考虑转移。食管钡餐造影示：食管胸下段可见一不规则充盈缺损，黏膜紊乱、破坏，内见龛影，病变环周受累，长约7 cm。食管镜示：食管距门齿33~40 cm环周结节隆起型肿物，侵及贲门（距门齿40 cm）；贲门黏膜光滑，开闭尚可，未见明显反流。超声内镜示：病变低回声，侵及食管全层，与主动脉界限清晰，食管肿瘤旁淋巴结，直径1 cm，考虑转移。病理示：（食管）中分化鳞状细胞癌。肺功能：通气功能正常，肺总量正常，弥散功能正常。

诊断

食管胸下段中分化鳞状细胞癌 cT3N2M0 III 期（AJCC 8th）

纵隔 4L、8M、8Lo 组淋巴结转移

治疗原则 多学科会诊认为胸下段食管癌患者，考虑可手术切除。根据治疗指南及循证学证据，首选术前同步放化疗后行根治性手术。

治疗方案 调强放疗，处方剂量：95%PTV 41.4 Gy/23f，5 次 / 周，同步紫杉醇 + 卡铂（每周方案）化疗。

靶区勾画说明

❖ GTVp：食管原发肿瘤大体体积。

❖ GTVn：4L、8M、8Lo 组转移淋巴结。

❖ CTV：包括食管原发肿瘤上下 3 cm 的范围，同时包括 4、7、部分 8 组及 16、17、18、19、20 组淋巴引流区。上界为 4 组上界，下界为腹腔干根部水平。

■ CTV

■ GTVn
■ CTV

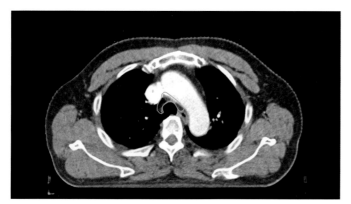

图8-19　主动脉弓水平
CTV上界，包括纵隔4组淋巴引流区。

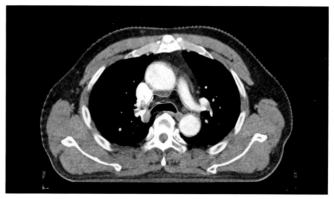

图8-20　气管分叉水平
GTVn为4L组转移淋巴结，CTV包括4组淋巴引流区。

- GTVn
- CTV

- CTV

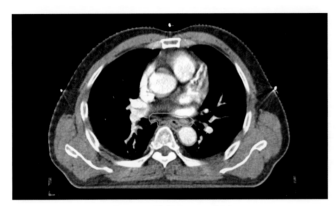

图8-21　隆凸下2 cm水平

GTVn为食管旁（8M组）转移淋巴结，CTV包括隆凸下（7组）及食管旁（8M）淋巴引流区，此层面在GTVp上界上3cm以外，不需包括食管。

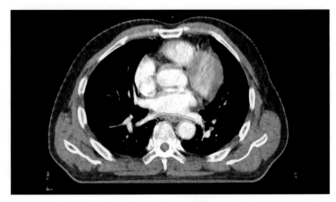

图8-22　右肺下叶支气管开口水平

GTVp上界上3 cm层面，CTV包括食管及食管旁（8M组）淋巴引流区。

- GTVp
- CTV

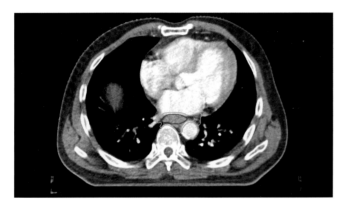

图8-23　右下肺静脉下缘水平

GTVp上界，CTV包括食管旁（8Lo组）淋巴引流区。

- GTVp
- GTVn
- CTV

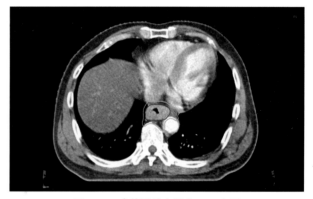

图8-24　食管胃结合部上3 cm水平

GTVp为食管大体肿瘤，GTVn包括食管旁（8Lo组）转移淋巴结，CTV包括食管旁（8Lo组）淋巴引流区。

■ GTVp

■ CTV

■ CTV

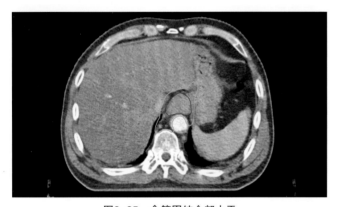

图8-25 食管胃结合部水平

GTVp需包括肿瘤侵犯的贲门，CTV包括贲门旁（16组）淋巴引流区。

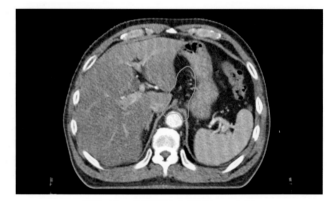

图8-26 食管胃结合部下1 cm水平

CTV包括胃左（17组）淋巴引流区，注意包括胃左小弯侧血管。

■ CTV

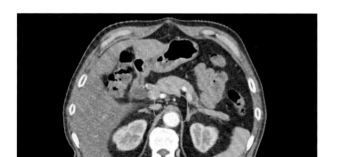

图8-27　胰腺体部水平

■ CTV

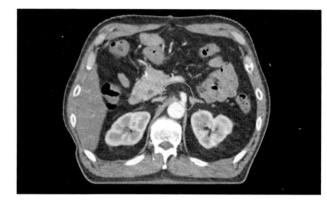

图8-28　腹腔干根部水平（CTV下界）

- GTVp
- GTVn
- CTV

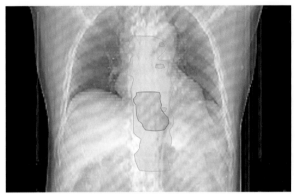

图8-29　靶区冠状位投影

- GTVp
- GTVn
- CTV

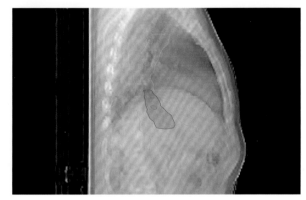

图8-30　靶区矢状位投影

CTV上界为4组淋巴引流区上界，下界为腹腔干根部水平。

病例4：食管癌分段行IFI（图8-31~图8-39）

患者，男，71岁，主因"进食梗噎5个月"就诊。

患者于就诊前5个月余无明显诱因出现进食梗噎，逐渐加重，不伴胸痛、饮水呛咳、声音嘶哑等，无发热、咳嗽、反酸等症状。目前患者可进流食，体重近3个月下降约5 kg。既往史：高血压病史10年，最高达190/110 mmHg，现血压控制良好；吸烟史50年，20支/天；饮酒史50年。查体：ECOG 1级，双侧颈部及锁骨上区未触及明显肿大淋巴结，心、肺、腹查体未见明显异常。胸部增强CT示：食管中段管壁环周增厚，较厚处约1.2 cm，长约6.0 cm，病灶边缘模糊，周围脂肪间隙可见索条影；腹腔贲门旁16组、胃左17组各见一枚增大淋巴结，短径约1.0 cm，均考虑转移。食管钡餐造影示：食管胸中段可见一不规则充盈缺损，黏膜紊乱、破坏，内见龛影，病变环周受累，以右前壁为著，周围可见软组织肿块影，长约5 cm，钡剂通过受阻。食管镜示：食管距门齿30~35 cm可见一溃疡隆起型肿物，侵及2/3周。超声内镜：食管距门齿30~35 cm肿物，管腔狭窄，所见病变呈低回声，侵及食管全层，可见毛刺状侵出，齿状线距门齿40 cm。活检病理示：（食管）中分化鳞状细胞癌。肺功能：轻度阻塞性通气功能障碍（FEV1/FVC 70.2%预测

值），肺总量正常，弥散功能正常。

诊断

食管胸中段中分化鳞癌cT3N2M0 III期（AJCC 8th）

食管旁8M组，腹腔16、17组淋巴结转移

高血压病（3级，极高危）

治疗原则　多学科会诊认为胸中段食管癌，腹腔胃左、贲门旁淋巴结转移，建议行术前同步放化疗，按IFI（累及野照射）原则勾画靶区放疗。

治疗方案　调强放疗，处方剂量：95%PGTV 46 Gy/95%PTV 41.4 Gy/23f，5次/周，同步紫杉醇+卡铂（每周方案）化疗。

靶区勾画说明

❖　按IFI原则勾画靶区。

❖　GTVp：食管原发肿瘤大体体积。

❖　GTVn：食管旁8M组，腹腔16、17组转移淋巴结。

❖　CTV：根据IFI原则，包括食管原发肿瘤上下3 cm的范围，GTVn上下1 cm的淋巴引流区。腹腔16、17组转移淋巴结位于GTVp外5 cm，勾画后腹腔CTV与胸中段原发肿瘤CTV分开。

■ CTV

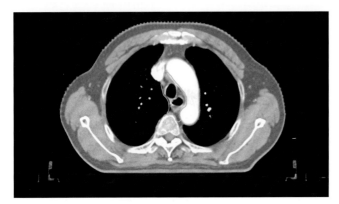

图8-31　主动脉弓水平

GTVp上界上3 cm层面，为CTV的上界。

■ CTV

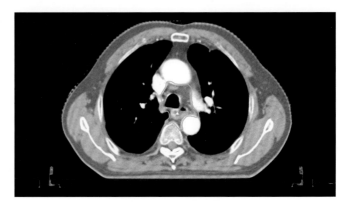

图8-32　奇静脉弓水平

CTV包括食管及4、8U组淋巴引流区。

■ GTVp
■ CTV

■ GTVp
■ GTVn
■ CTV

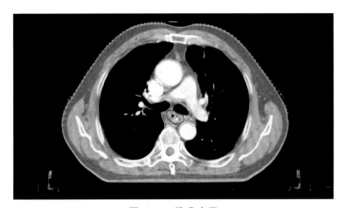

图8-33 隆凸水平

GTVp上界层面，CTV包括隆凸（7组）及食管旁（8M组）淋巴引流区。

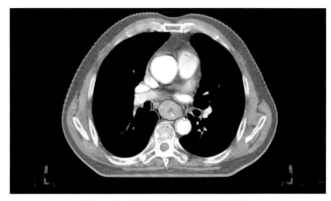

图8-34 左肺下叶支气管开口水平

GTVp为食管大体肿瘤，GTVn为食管旁（8M组）转移淋巴结，CTV包括食管及食管旁淋巴引流区。

■ GTVp
■ CTV

■ CTV

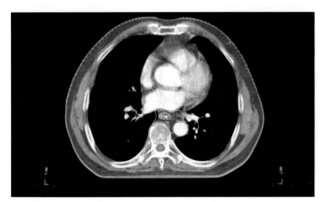

图8-35　右下肺静脉下缘水平

GTVp下界，CTV包括食管旁（8Lo组）淋巴引流区。

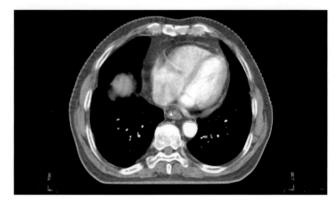

图8-36　膈顶水平

GTVp下界下3 cm层面，为胸中段CTV的下界。

■ GTVn
■ CTV

■ GTVp
■ GTVn
■ CTV

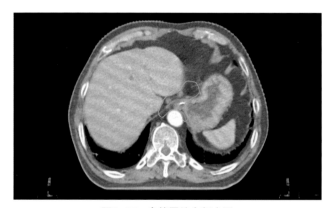

图8-37 食管胃结合部水平

GTVn为腹腔转移淋巴结，CTV包括贲门旁（16组）及胃左（17组）淋巴引流区。

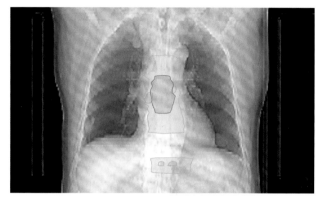

图8-38 靶区冠状位投影

■ GTVp
■ GTVn
■ CTV

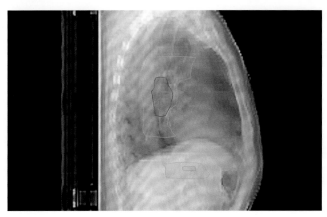

图8-39 靶区矢状位投影

CTV分为两部分，食管中段原发灶上下3 cm的范围及贲门旁转移淋巴结上下1 cm的范围。

病例5：老年食管癌行IFI（图8-40~图8-48）

患者，女，85岁，主因"吞咽不适1个月余"就诊。

患者于就诊前1个月余进食米粥时出现吞咽不适，咽下不畅症状，后症状逐渐加重。不伴胸痛、饮水呛咳、声音嘶哑等，无发热、咳嗽、反酸等症状。患者目前可进半流质饮食，体重无明显减轻。既往史：高血压病史20年，收缩压最高达200 mmHg，现口服药物控制血压在140/90 mmHg；2型糖尿病病史20年，血糖控制良好；10年前因冠状动脉粥样硬化性心脏病行支架置入术。查体：ECOG 2级，双侧颈部及锁骨上区未触及明显肿大淋巴结，心、肺、腹查体未见明显异常。胸部增强CT示：食管胸上段管壁不均匀增厚，较厚处约0.8 cm，外膜尚可；左侧气管食管沟可见淋巴结，短径约0.7 cm，考虑转移；4组可见淋巴结钙化。食管钡餐造影示：食管胸上段可见一不规则充盈缺损，黏膜紊乱、破坏，长约4 cm，钡剂通过尚可。食管镜示：距门齿20~22 cm可见溃疡型肿物，占食管1/2周，表面凹凸不平伴有糜烂溃疡，齿状线距门齿40 cm。患者拒绝行超声内镜检查。活检病理示：（食管）中分化鳞状细胞癌。肺功能：通气功能正常，肺总量正常，弥散功能正常。

诊断

食管胸上段中分化鳞状细胞癌cT2N1M0 Ⅱ期（AJCC 8th）

　　纵隔2L组淋巴结转移

冠状动脉粥样硬化性心脏病

　　支架置入术后

高血压病（3级，极高危）

2型糖尿病

治疗原则　多学科会诊认为胸上段食管癌患者，高龄且合并疾病多，手术风险高，建议行根治性放疗。

治疗方案　调强放疗，处方剂量：95%PGTV 60 Gy/95%PTV 50.4 Gy/28f，5次/周。

靶区勾画说明

❖　按IFI原则勾画靶区。

❖　GTVp：食管原发肿瘤大体体积。

❖　GTVn：纵隔2L组转移淋巴结。

❖　CTV：根据IFI原则勾画CTV，包括GTVp上下3 cm的范围，及GTVn上下1 cm的淋巴引流区。

- CTV

- GTVn
- CTV

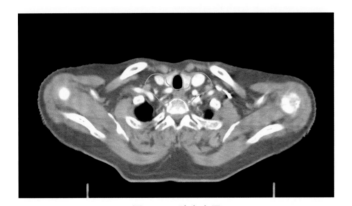

图8-40 肺尖水平

GTVp上界上3 cm层面，为CTV上界，包括食管、下颈部IV组及2组淋巴引流区。

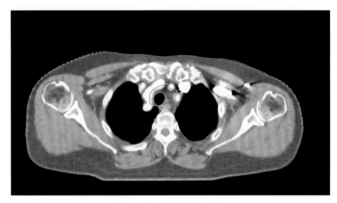

图8-41 胸骨切迹水平

GTVn为左侧气管食管沟转移淋巴结，CTV包括食管及2组淋巴引流区。

■ GTVp

■ GTVn

■ CTV

■ GTVp

■ CTV

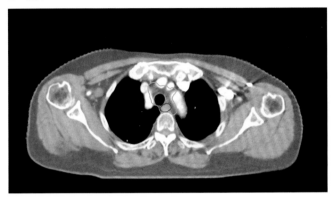

图8-42　主动脉弓上缘水平

GTVp上界。

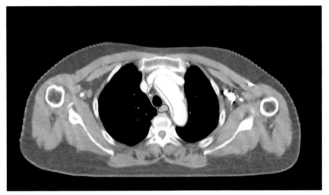

图8-43　主动脉弓水平

■ GTVp
■ CTV

■ CTV

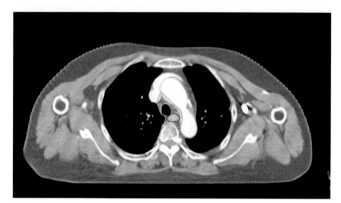

图8-44　主动脉弓下缘水平

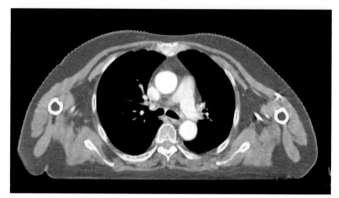

图8-45　隆凸水平

CTV包括食管、食管旁（8M组）及隆凸下（7组）淋巴引流区。

■ CTV

■ GTVp

■ GTVn

■ CTV

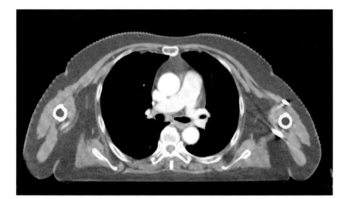

图8-46　隆凸下1 cm水平

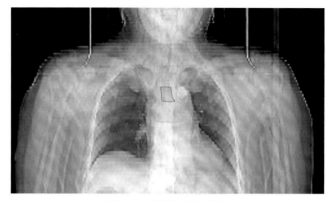

图8-47　靶区冠状位投影

GTVp下界下3 cm层面，为CTV下界，包括食管、食管旁（8M组）及隆凸下（7组）淋巴引流区。

■ GTVp

■ GTVn

■ CTV

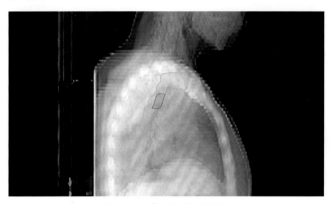

图8-48 靶区矢状位投影

CTV上下界为GTVp上下3 cm以内的淋巴引流区，同时应包括GTVn上下1 cm的范围。

第五部分

胸腺肿瘤

第九章　胸腺肿瘤放疗证据及临床实践

胸腺肿瘤是纵隔肿瘤中最常见的肿瘤之一，多起源于胸腺上皮细胞或淋巴细胞，以良性者居多，其发病率约占纵隔肿瘤的10%~20%，多发于前纵隔，男女发病率基本相同，通常在40~50岁最常见。早期胸腺肿瘤多无症状，也不易被发现。肿瘤生长到一定程度后会出现临床症状，主要表现为其对周围器官的压迫和肿瘤本身特有的症状——副瘤综合征。局部压迫症状以咳嗽、胸痛、呼吸困难或吞咽困难等为主，副瘤综合征包括重症肌无力、单纯红细胞再生障碍性贫血、低球蛋白血症、肾炎肾病综合征、类风湿关节炎、红斑狼疮、巨食管症等。其中胸腺瘤伴重症肌无力的发生率为10%~46%，多发生在30~40岁。胸腺肿瘤的生长以局部侵犯为主，晚期患者约3%出现远处转移，转移多局限于胸腔内，常见转移部位是肺和骨，全身症状可能与副瘤综合征有关。临床检查以胸部增强CT或核磁扫描（magnetic resonance imaging，MRI）为主，有条件的患者可行PET/CT检查。

1　胸腺肿瘤分型及分期方法

胸腺肿瘤常见的分型、分期方法有如下四种：

（1）胸腺肿瘤大体标本分型[1]。①良性胸腺肿瘤：包膜完整，与周围组织边界清楚。②恶性胸腺肿瘤：包膜不完整或无包膜，呈浸润性生长，侵犯包膜或包膜外周围脂肪组织和器官。

（2）胸腺肿瘤临床分期（Masaoka分期）[2]。Ⅰ期：包膜完整、无浸润。Ⅱ期：局部浸润包膜，周围生长至纵隔脂肪组织或邻近胸膜或心包。ⅡA：镜下浸润包膜；ⅡB：肉眼可见浸润周围脂肪组织和/或纵隔内脂肪组织，或严重黏附但不通过纵隔胸膜或心包。Ⅲ期：肉眼可见肿瘤侵犯临近组织或器官（如心包、大血管、肺）。ⅢA：肿瘤未侵犯大血管；ⅢB：肿瘤侵犯大血管。Ⅳ期：肿瘤侵犯广泛或出现转移。ⅣA：肿瘤广泛侵犯心包或胸膜腔；ⅣB：肿瘤出现淋巴源性或血源性播散，出现远处器官转移。如无特殊说明，后文均使用Masaoka分期。

（3）组织学分型（2015年修订的WHO组织学分型）[3]。胸腺瘤包括A型、AB型、B型、微小结节型、化生型胸腺瘤及其他罕见类型。A型胸腺瘤，即髓质型或梭型细胞胸腺瘤，主要为温和的梭形/卵圆形上皮细胞，伴有少量或没有淋巴细胞；非典型A型胸腺瘤，即A型胸腺瘤伴有一定程度的异型性，比如肿瘤坏死、核分裂活性增加、细胞核拥挤。AB型胸腺瘤，由淋巴细胞较少的A型胸腺瘤成分和富于淋巴细胞的B型胸腺瘤样成分混合组成。B型胸腺瘤（分为3个亚型）：B1型胸腺瘤，即淋巴细胞富有型，主要由类似胸腺皮质的上皮细胞组成，其中散布多量未成熟淋巴细胞，有胸腺样结构、大量髓样岛；B2型胸腺肿瘤，即皮质型，由多形性肿瘤上皮细胞组成，细胞排列呈松散网状结构，背景大量不成熟T细胞的数量常超过肿瘤性上皮细胞；

B3型胸腺肿瘤，即上皮性胸腺瘤或称高分化胸腺癌，以片、巢状排列的上皮细胞为主，上皮细胞轻至中度异型，细胞间桥缺失或罕见。微小结节胸腺瘤，特征为多发性上皮性结节，散在分布于丰富的淋巴细胞间质分隔中，上皮成分与A型胸腺瘤相似。化生型胸腺瘤，是一种境界清楚的胸腺肿瘤，其中吻合性上皮细胞岛混杂有形态看似温和的梭形细胞。以往所说的C型即胸腺癌，具有典型的异型性细胞且器官样结构缺失。此外尚有胸腺神经内分泌肿瘤及混合性胸腺癌，在此不作展开。

（4）美国癌症联合委员会（American Joint Committee on Cancer，AJCC）第8版胸腺肿瘤TNM分期[4]。根据原发肿瘤范围：T1指肿瘤局限在包膜内或浸润到前纵隔脂肪，可能侵及纵隔胸膜，可分为T1a（肿瘤未侵及纵隔胸膜）和T1b（肿瘤直接侵犯纵隔胸膜）两种情况；T2指肿瘤直接侵犯心包（部分或全层）；T3指肿瘤直接侵犯邻近组织器官，如胸壁、上腔静脉、头臂静脉、膈神经、肺，或心包外肺动脉或静脉等；T4指肿瘤直接侵犯如下结构，心包内肺动脉、心肌、主动脉（升、降主动脉或主动脉弓）分支血管、气管、食管等。区别于Masaoka分期最显著的一点是规定了转移淋巴结范围：N0为无区域淋巴结转移；N1为前区（胸腺周围）淋巴结转移；N2为胸内或颈部深区淋巴结转移。根据远处转移范围：M0指无胸膜、心包或远处转移；

M1指胸膜、心包或远处转移，分为M1a（分散的胸膜或心包结节转移）和M1b（肺内结节或远处器官转移）两种情况。具体分期：I期，T1a-1b N0 M0；II期，T2 N0 M0；IIIA期，T3 N0 M0；IIIB期，T4 N0 M0；IVA期，T any N1 M0或T any N0-1 M1a；IVB期，T any N2 M0-1a或T any N any M1b。

胸腺瘤总体预后较好，其5年总生存（overall survival，OS）率分别为：I期100%，II期81%，III期51%，IV期5年OS率<25%。A型、AB型和B1型10年OS率高达90%，而B2型、B3型和C型的5年OS率分别为75.0%、70.0%和48.0%[5-6]。

2 胸腺肿瘤治疗原则

胸腺肿瘤的治疗缺少大型随机对照临床研究数据支持，治疗方式主要依据一般共识或者回顾性临床研究。参考美国国立综合癌症网络（National Comprehensive Cancer Network，NCCN）指南[7]，其治疗原则如下（图9-1~图9-3）：①外科手术是胸腺肿瘤患者的首选治疗方法，术中尽可能完整切除或尽可能多地切除肿瘤[8]；②胸腺肿瘤患者术后II~IV期（AJCC分期）者需行术后放疗[9]；③I~IIA期胸腺瘤R0切除术后不需要行术后放疗[10-11]，而应定期复查，一旦发现复发，争取二次手术后再行巩固性放疗；④对III~IV期不可手术或拒绝手术的胸腺瘤或胸腺癌患者，只要其一般状况允许，应积极给予放疗和化疗[12-15]。

3 胸腺瘤患者术后放疗证据

尽管有关胸腺肿瘤患者术后放疗的随机研究很少，但多项回顾性研究分析了胸腺肿瘤患者行术后放疗的效果（表9-1）。术后放疗的开展应充分考虑疾病分期、组织类型及是否完整切除[26]。对于术后切缘阳性的胸腺瘤或胸腺癌患者，强烈建议进行术后根治剂量的放疗[27-28]。

目前，II期胸腺瘤患者是否需要术后放疗尚存争议，部分学者认为不需要放疗[9,29]，而另有若干研究对II期胸腺瘤患者术后放疗能否获益进行了探讨。Omasa等回顾性分析了1 265例胸腺肿瘤患者（87.7%为胸腺瘤），其中895例（70.8%）为II期患者，370例（29.2%）是III期；共403例（31.9%）进行了术后放疗。研究发现，对于II~III期胸腺瘤患者，术后放疗并未提高其无复发生存或OS（$P=0.350$）[9]。Mou等的一项基于美国国家癌症研究所的监测、流行病学和最终结果（Surveillance, Epidemiology, and End Results，SEER）数据库的大样本回顾性研究，共纳入了2 234例术后放疗的胸腺瘤患者资料。结果显示，术后放疗能显著提高患者的中位OS（172.3个月 vs 155.3个月，$P=0.005$）以及肿瘤特异性生存（cancer specific survival，CSS）（247.3个月 vs 241.8个月，$P=0.04$）；但术后放疗却对I~IIA期患者CSS有不利影响。该研究认为这可能与术后放疗导致的第二原发肿瘤有关[11]。Rimner等随访1 263例完全切除的II~III期胸

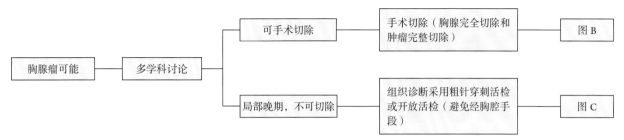

图9-1　胸腺肿瘤患者初诊治疗流程图-A

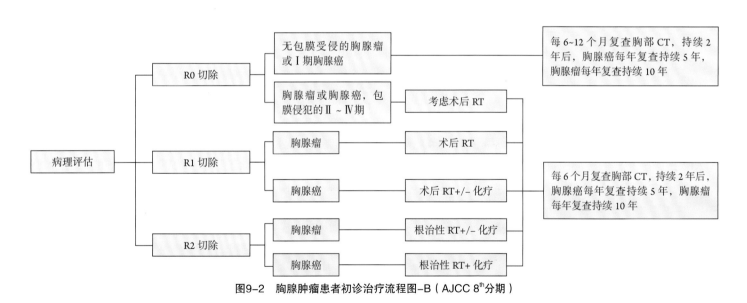

图9-2　胸腺肿瘤患者初诊治疗流程图-B（AJCC 8th分期）

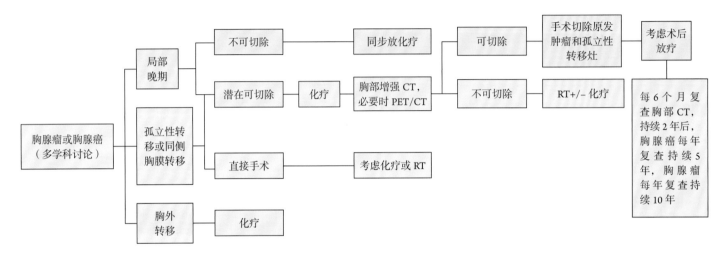

图9-3　胸腺肿瘤患者初诊治疗流程图-C

腺瘤患者，其中870例（68.9%）Ⅱ期患者，360例（30.3%）A/AB型患者，827例（69.7%）B1/B2/B3型患者，689例（54.5%）行术后放疗，180例（14.9%）行术后化疗，122例（9.7%）行术后放化疗。结果显示，术后放疗能显著改善Ⅱ~Ⅲ期胸腺瘤的5年OS率和10年OS率（95% vs 90%，86% vs 79%，P=0.002）[22]。Jackson等利用美国国家癌症数据库（National Cancer Database，NCDB）统计分析了4 056例胸腺瘤或胸腺癌手术患者，研究术后放疗对其生存的影

响，其中2 001例患者接受术后放疗。结果发现，术后放疗能显著提高患者的总生存（HR 0.72，P=0.001）；其获益程度与临床期别、切缘性质密切相关，分期越晚获益越大，ⅡB期及以上均有获益（Ⅰ~ⅡA期HR 0.76，P=0.156；ⅡB期HR 0.61，P=0.035；Ⅲ期HR 0.69，P=0.020），切缘阳性者获益最大（HR 0.53，P<0.001）[10]。一般来讲，对于临床Ⅰ~ⅡA期以及病理类型为A型、AB型和B1型患者，不主张术后放疗[12]，但对于ⅡB期及以上胸腺瘤患者一般主张

表9-1　胸腺瘤患者术后放疗的相关研究

研究/性质	样本量（例）/病例年份	病理分型（例数）/分期（例数）	治疗模式	放疗靶区/剂量	生存/复发	主要结论
Ogawa 2002[16]/回顾性分析	103/1979—1998年	①均为T ②Ⅰ期（17例）、Ⅱ期（61例）、Ⅲ期（25例）	①全组患者均行手术完全切除病灶，并接受PORT ②根据放疗区域分组：ENI组52例；LRT组51例	①靶区：LRT组包括瘤床区+边缘外扩1~2 cm；ENI组放疗区域包括原始瘤床区在内，上缘为胸廓入口、下缘为膈脚 ②剂量：瘤床区中位剂量40（30~61）Gy	最常见的复发为胸膜复发（共12例，Ⅱ期4例、Ⅲ期8例）；全组患者均未出现照射野复发；胸内区域控制情况与放疗剂量间无统计学相关性	对于完全切除的术后胸腺瘤患者，总剂量40 Gy的术后放疗对预防纵隔复发是有效的；但对于已有胸膜侵犯的患者，仅行纵隔放疗对预防胸膜复发是不足的
Fernandes 2010[17]/回顾性分析	1334/1973—2005年	①NA ②Ⅰ~ⅡA期（278例）、ⅡB期（245例）、Ⅲ~Ⅳ期（682例）、NOS（129例）	根据患者的主要治疗干预方式可分为以下几组：手术+PORT组669例；仅手术组346例；仅放疗组155例；无治疗组164例	NA	①12年累积心脏病死率：放疗组* 10.2% vs 未行放疗组7.5%（P=0.83） ②第二恶性肿瘤患病率：放疗组* 11.7% vs 未行放疗组12.4%（P=0.70） ③Ⅲ~Ⅳ期患者中位OS：手术+PORT组97个月 vs 仅手术组76个月（P=0.04）	放疗并未增加胸腺瘤患者发生心脏病致死事件或第二恶性肿瘤发生的风险；高危患者可以从术后放疗获益

续表9-1

研究/性质	样本量（例）/病例年份	病理分型（例数）/分期（例数）	治疗模式	放疗靶区/剂量	生存/复发	主要结论
Fan 2013[18]/回顾性分析	65/1982—2010年	①B3型（17例）、其他（48例）②均为Ⅲ期	①全组患者均行R0手术切除，部分患者行PORT②根据是否行术后放疗分组：PORT组53例；无PORT组12例	①靶区：CTV为瘤床外扩1~2 cm，PTV为CTV外扩0.5~1.0 cm②剂量：中位剂量56（28~60）Gy；剂量≤50 Gy亚组20例，剂量>50Gy亚组31例③放疗技术：常规放疗（25例）、3D-CRT/IMRT（28例）	①PORT组 vs 无PORT组的5-y OS率为91.7% vs 81.5%，10-y OS率为71.6% vs 65.2%，P=0.8 5-y DFS率为75.7% vs 80.8%，10-y DFS率为55.4% vs 48.5%，P=0.7；局部复发率为3.8% vs 16.7%，P=0.09②3D-CRT/IMRT组 vs 常规放疗组 vs 无PORT组5-y OS率：100% vs 86.9%（P=0.12）vs 81.5%（P=0.049）③≤50 Gy组 vs >50 Gy组的5-y OS率为94.7% vs 88.8%，10-y OS率为65% vs 58.2%，P=0.7	3D-CRT/IMRT作为辅助放疗方式，对于已经完整切除的Ⅲ期胸腺瘤，在提高生存率和降低复发率方面具有潜在优势 ≤50 Gy的照射剂量可能足以达到目标效果

续表9-1

研究/性质	样本量（例）/病例年份	病理分型（例数）/分期（例数）	治疗模式	放疗靶区/剂量	生存/复发	主要结论
Rimner 2014[19]/回顾性分析	156/1964—2012年	①NA ②Ⅱ期（43例）、Ⅲ期（74例）、ⅣA期（32例）、ⅣB期（7例）	①全组患者均行放疗，部分患者行手术联合PORT ②根据放疗方式分组：根治性放疗组24例；术后放疗组132例 所有放疗均不包含ENI	①靶区：根治性放疗CTV为肿瘤所在区域（无ENI），术后放疗患者CTV包括整个手术切除区域；PTV为CTV外扩0.5~1.0 cm ②剂量：平均放疗剂量50.4 Gy，有镜下肿瘤残留高风险的患者50.4~54 Gy，大体肿瘤残留60 Gy ③放疗技术：2D-RT（59例）、3D-CRT（38例）和IMRT（59例）	5年累积胸内失败率24%（34例），其中放疗照射区域内复发5例，照射区域边缘复发1例，照射区域外复发22例，区域内外同时复发6例	Ⅱ~Ⅳ期患者接受放疗后照射区域内复发率较低，但仍有较高的区域外复发率
Lim 2015[20]/倾向性配对研究	529/2000—2010年	①A型（40例）、AB型（79例）、B1型（77例）、B2型（70例）、B3型（121例）、NOS（142例）②NA	①全组患者均行手术治疗，其中165例患者行根治性手术 ②根据是否行术后放疗分组：PORT组345例；无PORT组184例	NA	7-y OS率：78.5% vs 66.1%（P=0.008）7-y DSS率：92.1% vs 81.2%（P=0.008）	术后放疗对于非局限性胸腺瘤患者的生存有益；对于预后不良的Ⅲ~Ⅳ期患者，可以考虑进行术后放疗

续表9-1

研究/性质	样本量（例）/病例年份	病理分型（例数）/分期（例数）	治疗模式	放疗靶区/剂量	生存/复发	主要结论
Boothe 2016[21]/回顾性分析	1156/2004—2012年	①A型（129例）、AB型（206例）、B1型（163例）、B2型（220例）、B3型（229例）、C型（209例）②Ⅱ期（513例）、Ⅲ期（643例）	①全组患者均接受手术治疗，其中210例患者行根治性手术，部分患者接受术后放疗、化疗等 ②根据是否行术后放疗分组：PORT组486例；无PORT组670例	NA	5-y OS率：83% vs 79%（P=0.03）	总体而言，接受术后放疗患者的生存获益是明确的，且获益与肿瘤的WHO病理类型相关，A型、AB型、C型胸腺肿瘤患者可获益
Rimner 2016[22]/回顾性分析	1263/1990—2012年	①A~AB型（360例）、B1~B3型（827例）、NOS（76例）②Ⅱ期（870例）、Ⅲ期（393例）	①所有患者均行R0切除，部分患者接受术后放疗、化疗等 ②根据是否行术后放疗分组：PORT组689例；无PORT组574例	NA	5-y OS率：95% vs 90% 10-y OS率：86% vs 79%（P=0.002）	对于Ⅱ~Ⅲ期胸腺瘤、且已行R0切除的患者，术后放疗是明确的可以提高总生存的因素
Zhou 2016[23]/Meta分析	3823/1996—2015年	①均为T ②NA	①全组患者行手术治疗，部分患者行PORT ②根据是否行术后放疗分组：PORT组2 096例；无PORT组1 727例	NA	中位OS在Ⅱ期（HR 0.57，95% CI：0.41~0.80，P=0.001）和Ⅲ期（HR 0.73，95% CI：0.59~0.90，P=0.004）患者中存在显著差异	对于完全切除的术后Ⅱ~Ⅲ期胸腺瘤患者，术后放疗可使其获益

续表9-1

研究/性质	样本量（例）/病例年份	病理分型（例数）/分期（例数）	治疗模式	放疗靶区/剂量	生存/复发	主要结论
Lim 2016[24]/Meta分析	1 724/1982—2010年	①均为T ②Ⅱ期（1 052例）、Ⅲ~Ⅳ期（672例）	①全组患者均接受手术且无大体肿瘤残存 ②根据是否行术后放疗分组：PORT组713例；无PORT组1 011例	靶区：NA 剂量：50~59.4 Gy	在Ⅲ~Ⅳ期患者中，两组OS存在显著差异（HR 0.63，95% CI：0.40-0.99，P=0.04）；而Ⅱ期患者两组未见显著差异（HR 1.45，95% CI：0.83~2.55）	对于完全切除的术后Ⅲ~Ⅳ期胸腺瘤患者，术后放疗可使其获益
Jackson 2017[10]/回顾性分析	4 056/2004—2012年	①T（3031例）、TC（1025例） ②Ⅰ~ⅡA期（1572例）、ⅡB期（766例）、Ⅲ期（1 119例）、Ⅳ期（481例）、NOS（118例）	①全组患者均接受手术治疗，部分患者行PORT或联合化疗等 ②根据是否行术后放疗分组：PORT组2 001例；无PORT组2 055例	NA	多因素分析中，PORT是明确地能提高OS的预后因素（HR 0.72，P=0.001）	在ⅡB~Ⅲ胸腺瘤及切缘阳性的患者中，术后放疗能提高总体生存
Mou 2018[11]/回顾性分析	2 234/1988—2013年	①均为T ②Ⅰ~ⅡA期（701例）、ⅡB期（415例）、Ⅲ~Ⅳ期（1033例）、NOS（85例）	根据放疗与否分组：PORT组1 121例；无PORT组1 113例	NA	①全组 中位OS：172.3个月 vs 155.3个月（P=0.005） 中位CSS：247.3个月 vs 241.8个月（P=0.04） ②Ⅲ~Ⅳ期患者 5-y OS率：75.4% vs 62.9% 中位OS：152.4个月vs 110.3个月（P<0.001）	术后放疗显著改善胸腺瘤患者预后，尤其可提高Ⅲ~Ⅳ患者生存时间

续表9-1

研究/性质	样本量（例）/病例年份	病理分型（例数）/分期（例数）	治疗模式	放疗靶区/剂量	生存/复发	主要结论
Kim 2019[25]/回顾性研究	47（其中26例为T）/2002—2015年	①A~B1型（7例）、B2~B3型（19例）、C型（21例）②ⅡA期（6例）、ⅡB期（3例）、Ⅲ期（31例）、ⅣA期（0例）、ⅣB期（7例）	①全组患者均接受胸腺切除术，必要时合并部分肺切除术，部分患者行新辅助化疗②根据术后放疗方式分组：LRT组20例；ENI组27例	①靶区LRT组：CTV为瘤床（术前胸腺瘤区域）外扩2 cm，PTV为CTV外扩7mmENI组：CTV为前纵隔、深纵隔及锁骨上淋巴引流区②剂量LRT组：中位剂量50.4（48.6~62）GyENI组：中位剂量50.4（50.4~59.4）Gy	5-y LRFS率：94.7% vs 96.2%（P=0.849）5-y RRFS率：55.1% vs 83.7%（P=0.006）5-y OS率：91.7% vs 100%（P=0.106）	①总体来看，肿瘤大小对于RRFS是更为显著的影响因素（<7 cm 95.2% vs ≥7 cm 48.9%，P<0.001）②ENI在减少复发和提高生存率方面的优势并不显著，LRT不良反应低且可以带来较好的预后

LRT，局部放射治疗；ENI，选择性淋巴结区照射；CTV，临床靶体积；PTV，计划靶体积；LRFS，无局部复发生存；RRFS，无区域复发生存；OS，总生存；NOS，未明确；NA，未知；PORT，术后放疗；DSS，疾病特异性生存；R0，镜下切缘阴性；2D-RT，二维放疗；3D-CRT，三维适形放疗；IMRT，调强放疗；T，胸腺瘤；TC，胸腺癌；DFS，无疾病生存。*，放疗组包括PORT和仅行放疗的患者。

术后放疗[11,17,30]。

对于出现临近器官侵犯的Ⅲ~Ⅳ期胸腺瘤患者，手术切除难度明显增加，但积极给予治疗仍有可能获得长期生存。在可手术的患者中，回顾性研究提示术后放疗可以改善患者长期生存[11,24]。2016年的一项Meta分析评估了胸腺瘤患者术后放疗的作用，共1 724例Ⅱ~Ⅳ期且完成R0或R1手术切除的患者资料纳入分析。结果显示，术后放疗虽然没有改善Ⅱ期患者的预后（HR 1.45，95% CI：0.83~2.55，P=0.20），但是显著降低了Ⅲ~Ⅳ期患者的死亡风险（HR 0.63，95% CI：0.40~0.99，P=0.04）。研究结论认为，对于Ⅲ~Ⅳ期胸腺肿瘤患者，即使已行手术切除仍需要进行术后放疗[24]。Mou等的研究同样证实了术后放疗在Ⅲ~Ⅳ期胸腺瘤患者综合治疗中的作用[11]。

术后1个月内是放疗开始的最佳时间。Lu等对比研究181例伴有重症肌无力的胸腺瘤患者资料，探索术后放疗开始时间对重症肌无力的影响。研究根据术后放疗开始时间分为3组，A组放疗在术后1个月内开始、B组为术后1~2个月内、C组在术后2~3个月内开始。结果显示，A、B、C组重症肌无力的完全稳定缓解率分别为32.6%、25%和22.7%（χ^2= 4.631，P=0.031）；5年OS率分别为88.8%、83.3%和77.3%，8年无疾病生存率分别为79.4%、70.6%和55.3%，均无显著差异。研究结论是，胸腺瘤扩大切除术后1个月内

放疗，能降低术后重症肌无力危象的发生，并且在提高术后重症肌无力的完全稳定缓解率方面具有一定价值[31]。

4 不能手术的Ⅲ~Ⅳ期胸腺瘤患者放疗证据

在因临床或基础疾病不可手术、或患者拒绝行姑息切除术的Ⅲ~Ⅳ期胸腺瘤患者中，未发现直接对比放疗和未放疗的相关研究，但小样本回顾性研究显示放疗是此类晚期患者的有效治疗手段（表9-2）。Mornex等在回顾性研究中纳入了90例Ⅲ~Ⅳ期胸腺瘤患者，均接受放疗，放疗中位剂量50（30~70）Gy。其中31例行部分切除术，55例不可切除的患者行活检术。结果显示，全组患者5年OS率为51%，其中部分切除和不可手术切除患者的5年OS率分别为64%和39%；两组的胸腔内失败率分别为16%和45%。研究结论认为，手术切除程度是影响Ⅲ~Ⅳ患者长期生存的重要因素，放疗在手术不可切除或不能完全切除的晚期胸腺瘤中有重要作用，建议放疗剂量在50 Gy以上[33]。Ciernik等回顾分析了31例Ⅲ~Ⅳ期胸腺瘤患者，其中不可切除16例，部分切除15例，全组患者均接受了放疗（放疗剂量≥60 Gy 23例，<60 Gy 8例）。结果显示，患者5年OS率为45%，纵隔放疗区域内的局部区域控制（loco-regional control，LRC）率为74%，仅放疗组和部分切除+放疗组的LRC和OS无显著差异，研究结论为，放疗是不可手术切除/肿瘤

表9-2　Ⅲ~Ⅳ期胸腺瘤患者放疗的相关研究

研究/性质	样本量（例）/病例年份	病理分型（例数）/分期（例数）	治疗模式	放疗靶区/剂量	生存/复发	主要结论
Ciernik 1994[32]/回顾性研究	31/1979—1990年	①均为T ②Ⅲ期（18例）、ⅣA期（7例）、ⅣB期（6例）	①全组患者均接受了放疗 ②根据肿瘤切除程度分组：部分切除组15例；活检组16例	①靶区：残留大体肿瘤外扩1~2 cm，采用常规放疗；10例患者接受了锁骨上区放疗 ②剂量：≥60 Gy 23例，<60 Gy 8例	①5-yr OS率：全组45% vs Ⅲ期61% vs Ⅳ期23% ②部分切除+放疗组和活检+仅放疗组的LRC和OS无显著差异 ③全组患者胸内失败率39%（12例），其中放疗照射区域内的复发率26%（7例），胸外失败率23%（7例）	放疗是不能手术切除/肿瘤残存胸腺瘤患者的有效治疗方式；单纯减瘤手术不能带来生存获益
Mornex 1995[33]/多中心回顾性研究	90/1979—1990年	①均为T ②Ⅲ期（58例）、ⅣA期（32例）	①手术情况：完全切除4例，部分切除31例，不可手术55例 ②所有患者均接受放疗 ③仅分析部分切除和不可切除的患者，4例完全切除的患者不纳入分析	①靶区：大体肿瘤/瘤床外扩1~2 cm，采用常规放疗，59例患者接受了锁骨上区放疗 ②剂量：中位剂量50（30~70）Gy	①5-yr OS率：全组51% vs 部分切除组64% vs 不可手术组39% ②8.5年累积胸内失败率：部分切除组16% vs 不可切除组45%（P<0.001）	手术切除仍为主要的治疗手段，手术切除程度是局部控制和长期生存的重要影响因素；在手术不能完全切除的晚期胸腺瘤患者中，放疗有重要作用，建议放疗剂量50 Gy以上

续表9-2

研究/性质	样本量（例）/病例年份	病理分型（例数）/分期（例数）	治疗模式	放疗靶区/剂量	生存/复发	主要结论
Leuzzi 2016[15]/多中心回顾性研究	370/1990—2010年	①A型（25例）、AB型（37例）、B1型（47例）、B2型（131例）、B3型（126例）②均为Ⅲ期	①根据治疗模式分组：单纯手术组66例；新辅助+手术组42例；手术+辅助199例；新辅助+手术+辅助组46例②手术情况：320例行手术治疗，其中258例为R0切除③88例接受新辅助治疗：67例仅化疗，17例行放化疗，4例仅放疗④245例接受辅助治疗：12例仅化疗，76例放化疗，157例仅放疗	NA	①全组：5-y和10-y OS率分别为82.8%和68.9%，5-y和10-y CSS率分别为88.4%和83.3%，5-y和10-y RFS率分别为80.0%和71.5%②辅助治疗可改善OS（HR 2.83，95% CI：0.88~9.12，$P=0.08$）和CSS（HR 4.70，95% CI：1.00~22.2，$P=0.05$），尤其对于pT3（$P=0.04$）和肿瘤<5 cm（$P=0.17$）的患者③pT分期是复发的独立预测因子（$P=0.04$）	辅助治疗对局部晚期胸腺瘤是有益的，尤其对于pT3或肿瘤大小<5 cm的患者

T，胸腺瘤；LRC，局部区域控制；OS，总生存；NA，未知；CSS，肿瘤特异性生存；RFS，无复发生存。

残存胸腺瘤患者的有效治疗方式，单纯减瘤手术不能带来生存获益[32]。

综上，对于肿瘤不可切除或经过术前新辅助化疗后仍不可切除的Ⅲ~Ⅳ期胸腺瘤患者，应在尽可能手术切除肿瘤的前提下进行术后根治性放疗[13,15]；若因临床基础疾病不可手术或患者拒绝行姑息切除术，只要患者一般状况允许，均建议行根治性放疗[14,23]。

5　胸腺癌患者放疗证据

胸腺癌发病率极低，约占所有胸腺肿瘤的10%，首次发现时常已有广泛的局部侵犯或者淋巴结、血行转移，病期晚，预后差[34-35]。手术完全切除仍是主要治疗方法，但常因发病时分期较晚而失去完全手术切除的机会。国内外关于胸腺癌放疗的研究均为小样本回顾性分析（表9-3）。Zhai等回顾性分析了135例胸腺癌患者，其中Ⅲ~Ⅳ期123例，25.9%的患者R0切除，89.6%的患者接受放疗，中位放疗剂量60 Gy。结果显示，全组患者中位OS为48.0个月，5年OS率为42.2%，R0切除是OS的独立预后影响因素。结论认为，手术切除仍为胸腺癌主要的治疗手段，放疗在进展期患者中，对提高无局部区域复发生存率可能有帮助[35]。Lim等回顾性分析了312例胸腺癌患者，其中Ⅲ~Ⅳ期179例，绝大部分患者接受手术治疗（完全切除169例，部分切除

135例，不详8例），术后放疗184例，未放疗128例。结果显示，放疗组患者5年OS率显著高于未放疗组（60.8% vs 50.5%，P=0.012）；亚组分析显示术后放疗主要改善Ⅲ期和部分切除患者的预后。研究结论为，术后放疗提高胸腺癌患者生存时间，尤其是对Ⅲ~Ⅳ期手术切除困难的患者建议放疗[36]。Omasa等回顾性分析了1 265例胸腺肿瘤患者，其中155例（12.3%）为胸腺癌，全组共403例（31.9%）进行了术后放疗。研究发现，对于胸腺癌，术后放疗可提高Ⅱ~Ⅲ期患者的无复发生存（HR 0.48，95% CI：0.30~0.78，P=0.003），但并未提高OS（HR 0.94，95% CI：0.51~1.75，P=0.536）[9]。另有两项小样本研究也提示，放疗是胸腺癌患者的有效治疗方式[37-38]。以上这些研究均显示放疗在胸腺癌患者中有相对较好的治疗效果，由于各研究纳入的患者均以Ⅲ~Ⅳ期为主，研究结论主要适用于局部晚期至晚期胸腺癌患者，即在无远处转移的前提下无论是否可以完整手术切除，均推荐放疗。

6　胸腺肿瘤患者术后放疗靶区

Hwang等研究发现，在131例入组的胸腺肿瘤患者中，13例（9.9%）患者存在淋巴结转移，其中6例（86%）为N1（均为右侧气管旁淋巴结转移），7例为N2。原发肿瘤分期为T1时淋巴结转移率为1%，T2-3时为37.5%

（$P<0.001$）；淋巴结转移率在无远处转移（M0）组为8%，在M1组为43%（$P=0.03$）。胸腺瘤亚型之间淋巴结转移率也不同，一般认为A、AB、B1型无淋巴结转移，但是胸腺癌淋巴结转移率为25%，远高于胸腺瘤（5.1%），淋巴结转移与否与预后密切相关，pN1-2 和 pN0患者的5年OS率分别为38.5%和87.9%（$P<0.001$）[39]。Gu等研究分析了1 617例胸腺肿瘤手术患者，其中2.2%患者淋巴结转移，A、AB和B1型胸腺瘤患者无淋巴结转移，B2-B3型胸腺瘤和胸腺癌患者淋巴结转移率分别为1.3%和7.9%，原发肿瘤分期为T1、T2、T3、T4期的患者淋巴结转移率分别为0.2%、6.9%、8.5%和7.4%，淋巴结转移患者大多数伴有肿瘤侵犯局部组织器官[40]。Kim等回顾性分析了47例Ⅲ~Ⅳ期胸腺瘤或Ⅱ~Ⅳ期胸腺癌患者资料（表9-1），根据术后靶区范围分为局部放疗组（靶区包括瘤床和前纵隔淋巴引流区）和选择性淋巴照射组（靶区包括全纵隔、瘤床和锁骨上淋巴引流区）。结果发现，局部放疗组和选择性淋巴照射组的5年无局部复发生存率分别为94.7% *vs* 96.2%，两组间无显著性差异，但两组间5年无区域复发率具有显著性差异，分别为55.1% *vs* 83.7%（$P=0.006$）。多因素分析发现肿瘤大小是决定预后的重要因素，而放疗靶区大小并不影响患者的预后，并且局部放疗能减轻放疗不良反应[25]。鉴于胸腺瘤患者淋巴结转移较少见，术后放疗靶区应该根据术前肿瘤侵犯的范围、手术情况和术后影像进行勾画，CTV应该包括瘤床、部分或整个纵隔、受侵的心包区域，若胸膜转移应包括部分胸膜。

7　胸腺肿瘤放疗适应证推荐（根据NCCN指南[7]）

术后放疗：外科手术是胸腺肿瘤患者的首选治疗方法；Ⅱ~Ⅳ期（AJCC分期）R0切除者须考虑术后放疗；Ⅰ~ⅡA期胸腺瘤R0切除术后无需术后放疗，而应定期复查，复发时争取二次手术后再行巩固性放疗。

根治性放疗：对手术后有病灶残留的、因临床或基础疾病不可手术、或拒绝手术的胸腺瘤或胸腺癌患者，只要其一般状况允许，应积极给予根治性放疗和化疗。

8　放射治疗流程及实践

8.1　定位前准备

全面评估患者病情，完善相关检查，与外科及病理科医生积极、充分沟通，以明确患者病灶范围。

向患者及家属交待病情及治疗方案，取得患者配合，签署放化疗知情同意书。

积极治疗患者内科合并症。

表9-3　胸腺癌患者放疗的相关研究

研究/性质	样本量（例）/病例年份	病理分型（例数）/分期（例数）	治疗模式	放疗靶区/剂量	生存/复发	主要结论
Zhai 2017[35]/回顾性研究	135/1980—2010年	①均为TC ②Ⅰ期（3例）、Ⅱ期（9例）、Ⅲ期（63例）、ⅣA期（5例）、ⅣB期（55例）	①根据患者的治疗方式分为：R0切除+PORT组19例；R0切除+CCRT组8例；减瘤术+PORT组14例；减瘤术+CCRT组18例；仅放疗组38例；CCRT组24例 ②全组共121例（89.6%）患者行放疗	①靶区：大体肿瘤/瘤床外扩0.5 cm，如侵及心包或锁骨上区，则包含心包及双侧锁骨上区（1999年以前确诊为Ⅲ~Ⅳ期胸腺癌的患者，放疗区域包含整个纵隔） ②剂量：常规放疗，中位剂量60 Gy	①全组患者：中位OS 48.0个月；5-y及10-y OS率分别为42.2%和15.4%；中位PFS为32.6个月；5-y及10-y PFS率为29.7%和8.0% ②全组患者5-y及10-y LRFS率为81.4%和54.4%；中位DMFS为23.6个月；5-y及10-y DMFS率分别为35.9%和25.6% ③R0切除是OS（$P=0.043$）、PFS（$P=0.006$）以及DMFS（$P=0.004$）的独立预后影响因素，而放疗并非独立预后影响因素	手术切除仍为胸腺癌主要的治疗手段，放疗在进展期患者中，可能在提高无局部区域复发生存率的同时，仅引起较小的不良反应
Lim 2017[36]/回顾性分析	312/2004—2013年	①均为TC ②Ⅰ~ⅡA期（79例）、ⅡB期（32例）、Ⅲ期（108例）、Ⅳ期（71例）、NOS（22例）	①全组患者均接受手术，完全切除者169例，部分切除者135例，8例不详 ②根据是否行术后放疗分组：PORT组184例；无PORT组128例	NA	①全组：5-y OS率（配比前）为60.8% vs 50.5%（$P=0.012$）；5-y OS率（配比后）：63.2% vs 50.5%（$P=0.007$） ②亚组：术后放疗主要提高Ⅲ期和部分切除术后患者的预后	术后放疗提高胸腺癌患者生存时间；对于Ⅲ~Ⅳ期手术切除困难的胸腺癌患者建议放疗

续表9-3

研究/性质	样本量（例）/病例年份	病理分型（例数）/分期（例数）	治疗模式	放疗靶区/剂量	生存/复发	主要结论
Nonaka 2004[37]/回顾性研究	12/1973—1998年	①均为TC ②Ⅲ期（3例）、ⅣA期（4例）、ⅣB期（5例）	①手术情况：完全切除者5例，部分切除者1例，仅活检者6例 ②根据是否放疗分组：RT组10例；无RT组2例	①靶区：残留大体肿瘤/瘤床外扩1~2 cm ②剂量：常规放疗，中位剂量60 Gy（47~70 Gy）	5-y OS率：33% vs 0% 中位OS：28个月vs 12个月	放疗是Ⅲ~Ⅳ期胸腺癌患者的重要治疗手段，可以减少局部复发并延长生存时间
Liu 2002[38]/回顾性研究	38/1977—1997年	①均为TC ②Ⅰ期（1例）、Ⅱ期（2例）、Ⅲ期（13例）、ⅣA期（13例）、ⅣB期（9例）	①手术情况：完全切除者8例，部分切除者7例，不可手术者23例（21例有生存数据） ②不可手术患者治疗情况：3例仅化疗，6例仅放疗，8例行放化疗，4例未治疗	NA	①全组 患者中位OS：完全切除 35个月 vs 部分切除25个月 vs 不可手术17.4个月 ②不可手术组 患者中位OS：仅化疗组21.4个月 vs 仅放疗组14.0个月 vs 放化疗组17.3个月 vs 未治疗组4.1个月	手术是胸腺癌首选治疗方式；晚期不可切除胸腺癌患者放疗/化疗是可选的治疗方式

TC，胸腺癌；R0，镜下切缘阴性；PORT，术后放疗；CCRT，同步放化疗；OS，总生存；PFS，无进展生存；LRFS，五年无局部复发生存；DMFS，无远处转移生存；RT：放疗；NA，未知；NOS，未明确。

8.2 胸部CT定位

仰卧位，垫枕使颈部稍微伸展，双手上举抱肘置于额前，体模固定胸-上腹部。这种体位适合共面和／或非共面多野照射技术。模拟CT扫描，扫描范围为环状软骨下缘至肝下缘（第二腰椎），建议采用3~5 mm的层厚。为更好地区分靶区和正常结构，建议增强扫描。如有条件可使用4D-CT定位，以便在制订计划时可评估靶体积的运动情况。必要时可同时行MRI定位，将定位CT和定位MRI图像融合，也可做相同固定条件下的PET/CT定位扫描，将定位CT和定位PET图像融合，以便更好地区分和定义大体肿瘤。

8.3 靶区定义

大体肿瘤体积（gross tumor volume，GTV）：为影像学上仍可见的原发肿瘤和转移淋巴结，在纵隔窗勾画，可分别用GTVp（gross tumor volume of primary tumor）和GTVn（gross tumor volume of lymph node）表示。

临床靶体积（clinical target volume，CTV）：GTV加镜下浸润区域或镜下浸润高危区域为CTV。术后CTV应充分参考术前影像所见肿瘤侵犯范围、术中发现（包括外科留置银夹的高危区域）以及术后病理，在瘤床基础上进行勾画。参考表9-1~表9-3，原发肿瘤临床靶体积，可以表示为CTVp（clinical target volume of primary

tumor），在GTVp或瘤床基础上三维外扩1~2 cm，并根据解剖结构修改形成。对于有淋巴结转移的患者，淋巴结临床靶体积，可表示为CTVn（clinical target volume of lymph node），应包括相应的淋巴引流区，如前纵隔淋巴结转移应包括相应前纵隔。

8.4 放疗剂量（参考NCCN指南[7]）

胸腺肿瘤患者术后放疗的推荐剂量为：R0切除，45~50 Gy，2 Gy/次[14,30]；R1切除，54Gy，2 Gy/次；R2切除，60~70 Gy，1.8~2.0 Gy/次。

对于临床或因基础疾病不可手术、或拒绝姑息切除术的胸腺肿瘤患者，行根治性放疗的剂量可考虑60~70 Gy，1.8~2.0 Gy/次。

参考文献

[1] 刘复生,刘彤华主编.肿瘤病理学.北京:北京医科大学中国协和医科大学联合出版社,1997,464-487.

[2] Masaoka A. Staging system of thymoma[J]. J Thorac Oncol,2010, 5(10 Suppl 4): S304-312.

[3] Marx A, Chan JK, Coindre JM, et al. The 2015 World Health Organization classification of tumors of the thymus: continuity and changes[J]. J Thorac Oncol,2015,10(10): 1383-1395.

[4]　AJCC Cancer Staging Manual, Eighth Edition (2017) published by Springer International Publishing. Chapter 35 Thymus by Frank C. Detterbeck and Edith M. Marom, page 423-429.

[5]　Litvak AM, Woo K, Hayes S, et al. Clinical characteristics and outcomes for patients with thymic carcinoma: evaluation of Masaoka staging[J]. J Thorac Oncol, 2014, 9(12): 1810-1815.

[6]　Chen G, Marx A, Wen HC, et al. New WHO histologic classification predicts prognosis of thymic epithelial tumors: a clinicopathologic study of 200 thymoma cases from China[J]. Cancer, 2002, 95: 420-429.

[7]　NCCN. The NCCN thymomas and thymic carcinomas clinical practice guidelines in oncology (version 1.2019)[EB/OL]. Fort Washington: NCCN, 2019[2019-02-07].https://www.nccn.org/professionals/physician_gls/pdf/thymic.pdf

[8]　Zhao Y, Shi J, Fan L, et al. Surgical treatment of thymoma: an 11-year experience with 761 patients[J]. Eur J Cardiothorac Surg, 2016, 49(4): 1144-1149.

[9]　Omasa M, Date H, Sozu T, et al. Postoperative radiotherapy is effective for thymic carcinoma but not for thymoma in Stage II and III thymic epithelial tumors: the Japanese Association for Research on the Thymus database study[J]. Cancer, 2015, 121(7): 1008-1016.

[10]　Jackson MW, Palma DA, Camidge DR, et al. The Impact of Postoperative Radiotherapy for Thymoma and Thymic Carcinoma[J]. J Thorac Oncol, 2017, 12(4): 734-744.

[11]　Mou H, Liao Q, Hou X, et al. Clinical characteristics, risk factors, and outcomes after adjuvant radiotherapy for patients with thymoma

in the United States: analysis of the Surveillance, Epidemiology, and End Results (SEER) Registry (1988-2013)[J]. Int J Radiat Biol, 2018, 94(5): 495-502.

[12]　Wright CD, Choi NC, Wain J, et al. Induction chemo-radiotherapy followed by resection for locally advanced Masaoka stage III and IVA thymic tumors[J]. Ann Thorac Surg, 2008, 85(2): 385-389.

[13]　Kaba E, Ozkan B, Erus S, et al. Role of Surgery in the Treatment of Masaoka Stage IVa Thymoma[J]. Ann Thorac Cardiovasc Surg, 2018, 20, 24(1): 6-12.

[14]　Giannopoulou A, Gkiozos I, Harrington KJ, et al. Thymoma and radiation therapy: a systematic review of medical treatment[J]. Expert Rev Anticancer Ther, 2013, 13(6): 759-766.

[15]　Leuzzi G, Rocco G, Ruffini E, et al. Multimodality therapy for locally advanced thymomas: A propensity score-matched cohort study from the European Society of Thoracic Surgeons Database[J]. J Thorac Cardiovasc Surg, 2016, 151(1): 47-57.

[16]　Ogawa K, Uno T, Toita T, et al. Postoperative radiotherapy for patients with completely resected thymoma: a multi-institutional, retrospective review of 103 patients[J]. Cancer, 2002, 94(5): 1405-1413.

[17]　Fernandes A T, Shinohara E T, Guo M, et al. The role of radiation therapy in malignant thymoma: a Surveillance, Epidemiology, and End Results database analysis[J]. J Thorac Oncol, 2010, 5(9): 1454-1460.

[18]　Fan C, Feng Q, Chen Y, et al. Postoperative radiotherapy for completely resected Masaoka stage III thymoma: a retrospective study of 65 cases from a single institution[J]. Radiat Oncol,

2013,8: 199.

[19] Rimner A, Gomez D R, Wu A J, et al. Failure patterns relative to radiation treatment fields for stage II-IV thymoma[J]. J Thorac Oncol, 2014, 9(3): 403-409.

[20] Lim YJ, Kim HJ, Wu HG. Role of postoperative radiotherapy in nonlocalized thymoma: propensity-matched analysis of Surveillance, Epidemiology, and End Results Database[J]. J Thorac Oncol, 2015, 10(9): 1357-1363.

[21] Boothe D, Orton A, Thorpe C, et al. Postoperative radiotherapy in locally invasive malignancies of the thymus: patterns of care and survival[J]. J Thorac Oncol, 2016, 11(12): 2218-2226.

[22] Rimner A, Yao X, Huang J, et al. Postoperative radiation therapy is associated with longer overall survival in completely resected stage II and III thymoma-an analysis of the International Thymic Malignancies Interest Group retrospective database[J]. J Thoracic Oncology, 2016, 11(10): 1785-1792.

[23] Zhou D, Deng X F, Liu Q X, et al. The Effectiveness of postoperative radiotherapy in patients with completely resected thymoma: a meta-analysis[J]. Ann Thorac Surg, 2016, 101(1): 305-310.

[24] Lim Y J, Kim E, Kim H J, et al. Survival impact of adjuvant radiation therapy in Masaoka stage II to IV thymomas: A Systematic Review and Meta-analysis[J]. Int J Radiat Oncol Biol Phys, 2016, 94(5): 1129-1136.

[25] Kim YJ, Kim SS, Song SY, et al. Elective nodal irradiation as adjuvant radiotherapy for advanced thymomas and thymic carcinomas[J]. Clin Lung Cancer, 2019, 20(1): e91-e96.

[26] Scorsetti M, Leo F, Trama A, et al. Thymoma and thymic carcinomas[J]. Crit Rev Oncol Hematol, 2016, 99: 332-350.

[27] Leo F, Girotti P, Tavecchio L, et al. Anterior diaphragmatic plication in mediastinal surgery: the reefing the mainsail technique[J]. Ann Thorac Surg, 2010, 90(6): 2065-2067.

[28] Huang J, Detterbeck FC, Wang Z, et al. Standard outcome measures for thymic malignancies[J]. J Thorac Oncol, 2011, (Suppl 3(7)): s1691-s1697.

[29] Nakahara K, Ohno K, Hashimoto J, et al. Thymoma: results with complete resection and adjuvant postoperative irradiation in 141 consecutive patients[J]. J Thorac Cardiovasc Surg, 1988, 95(6): 1041-1047.

[30] Lombe DC, Jeremic B. A review of the place and role of radiotherapy in thymoma[J]. Clinical Lung Cancer, 2015, 16(6): 406-412.

[31] Lu CF, Yu L, Jing Y, et al. Value of adjuvant radiotherapy for thymoma with myasthenia gravis after extended thymectomy[J]. Chin Med J (Engl), 2018, 131(8): 927-932.

[32] Ciernik IF, Meier U, Lutolf UM: Prognostic factors and outcome of incompletely resected invasive thymoma following radiation therapy[J]. J Clin Oncol, 1994, 12: 1484-1490.

[33] Mornex F, Resbeut M, Richaud P, et al. Radiotherapy and chemotherapy for invasive thymomas: A multicentric retrospective review of 90 cases[J]. Int J Radiat Oncol Biol Phys, 1995, 32(3): 651-659.

[34] Tseng Y L, Wang S T, Wu M H, et al. Thymic carcinoma: involvement of great vessels indicates poor prognosis[J]. Ann Thorac

Surg, 2003, 76(4): 1041-1045.

[35] Zhai Y, Hui Z, Ji W, et al. A single-center analysis of the treatment and prognosis of patients with thymic carcinoma[J]. Ann Thorac Surg, 2017, 104(5): 1718-1724.

[36] Lim YJ, Song CH, Kim JS. Improved survival with postoperative radiotherapy in thymic carcinoma: A propensity-matched analysis of Surveillance, Epidemiology, and End Results (SEER) database[J]. Lung cancer, 2017, 108: 161-167.

[37] Nonaka, T. The role of radiotherapy for thymic carcinoma[J]. Japanese Journal of Clinical Oncology, 2004, 34(12): 722-726.

[38] Liu H C, Hsu W H, Chen Y J, et al. Primary thymic carcinoma[J]. Ann Thorac Surg, 2002, 73(4): 1076-1081.

[39] Hwang Y, Park IK, Park S, et al. Lymph node dissection in thymic malignancies: implication of the ITMIG lymph node map, TNM stage classification, and recommendations[J]. J Thorac Oncol, 2016, 11(1): 108-114.

[40] Gu Z, Wei Y, Fu J, et al. Lymph node metastases in thymic malignancies: a Chinese Alliance for Research in Thymomas retrospective database analysis[J]. Interact Cardiovasc Thorac Surg, 2017, 25(3): 455-461.

第十章　胸腺肿瘤病例与靶区定义

病例1：胸腺肿瘤术后（图10-1~图10-5）

患者，女，67岁，主因"胸闷2个月余，胸腺瘤术后1个月"就诊。

患者于就诊前2个月余无明显诱因出现胸闷，无胸痛、呼吸困难，无上睑下垂及复视等症状。术前胸部增强CT示：前上纵隔见分叶状占位，大小约38 mm×22 mm，呈稍低密度为主，增强后轻度强化，考虑胸腺瘤。1个月前行全麻下胸腔镜右前上纵隔肿物切除术，术中见：肿物与纵隔胸膜粘连，部分区域附包膜，完整切除肿物。术后病

理：（右前纵隔肿物）B1型胸腺瘤，大小45 mm×35 mm×30 mm，局部可见包膜外侵，未见脉管瘤栓。查体：东部肿瘤协作组评分（Eastern Cooprative Oncology Group，ECOG）1级，双侧颈部及锁骨上区未触及明显肿大淋巴结。前胸壁可见手术瘢痕，心肺腹查体无特殊。肺功能：通气功能正常，肺总量正常，弥散功能正常。

诊断

胸腺瘤根治术后B1型IIB期（Masaoka分期）

包膜外侵

治疗原则　患者诊断为 IIB 期浸润性胸腺瘤，术后应给予辅助放疗。

治疗方案　术后单纯放疗，采用调强放疗，处方剂量：95%PTV 50 Gy/25f/5 周，5 次 / 周。

靶区勾画说明

❖　CTV 为瘤床区三维外扩 1.0~1.5 cm，并根据解剖屏障适当修改形成。

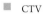 CTV

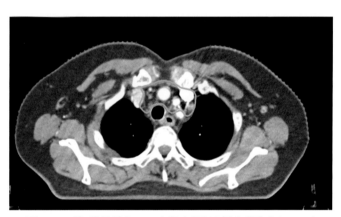

图10-1　第1肋软骨上1 cm水平（CTV上界为瘤床上1.5 cm）

229

↓ 术前CT所示肿瘤

▪ CTV

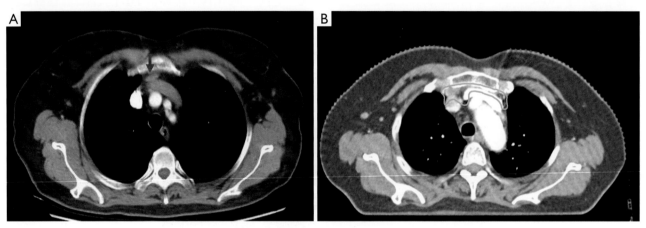

图10-2 第1肋软骨下0.5 cm水平（瘤床上界层面的CTV，A为术前CT图像，B为相似层面的术后定位CT图像）

↓　术前CT所示肿瘤

■　CTV

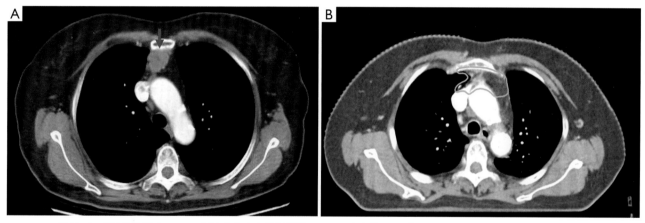

图10-3　第2肋软骨上1.5 cm水平（瘤床中间层面的CTV，A为术前CT图像，B为相似层面的术后定位CT图像）

↓　术前CT所示肿瘤

■　CTV

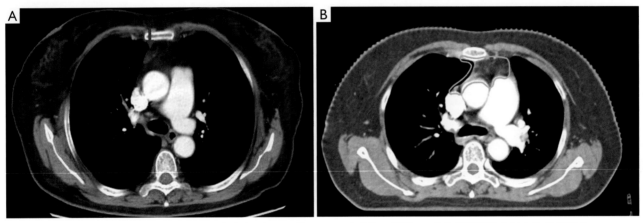

图10-4　第2肋软骨下0.5 cm水平（瘤床下界层面的CTV，A为术前CT图像，B为相似层面的术后定位CT图像）

■ CTV

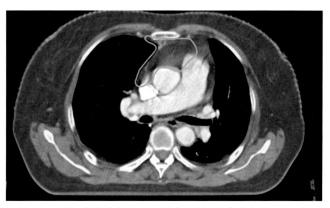

图10-5　第3肋软骨上1 cm水平（CTV下界为瘤床下1.5 cm）

病例2：患者拒绝手术（图10-6～图10-11）

患者，男，58岁，主因"胸背疼痛3年余，2周期化疗后1个月余"就诊。

患者于就诊前3年间断出现胸背部疼痛，呈阵发性发作，无明显咳嗽、咳痰、呼吸困难，无颜面部肿胀等症状，未重视。后胸背部疼痛逐渐加重，于就诊前半年外院行胸部CT检查示前纵隔占位。CT引导下穿刺病理示：胸腺鳞癌。胸部增强CT示：前纵隔不规则软组织肿块，大小约54 mm×49 mm，增强后呈低强化，符合胸腺癌，肿块包绕无名静脉，并与主动脉及部分升主动脉、上腔静脉、部分心包分界不清；纵隔内多发肿大淋巴结，较大约16 mm×15 mm，考虑转移。PET/CT示：前纵隔偏右侧环状高代谢肿块，大小约54 mm×34 mm，SUVmax 11.2，符合胸腺癌；右内乳区及纵隔2R、3a组肿大淋巴结，大者18 mm×17 mm，SUVmax 4.5，考虑转移。患者1个月余前完成2周期紫杉醇+顺铂方案诱导化疗，疗效评价SD（疾病稳定）。既往史：高血压病史20年，最高血压185/100mmHg，口服药物控制，血压基本正常；4年前诊断冠状动脉粥样硬化性心脏病并行支架置入术。查体：

ECOG 1级，双侧颈部及锁骨上区未触及明显肿大淋巴结，心肺腹查体无特殊。肺功能：通气功能正常，肺总量正常，弥散功能正常。肿瘤标志物：鳞状细胞癌抗原 [squamous cell carcinoma antigen，SCC-Ag（通常简写为SCC）] 为4.3 ng/mL，细胞角蛋白19（CYFRA21-1）为8.6 ng/mL。

诊断

胸腺鳞癌ⅣB期（Masaoka分期）

　　侵犯大血管

　　前纵隔及右内乳淋巴结转移

　　2周期化疗后SD

高血压病（3级，极高危）

冠状动脉粥样硬化性心脏病

　　支架置入术后

治疗原则　多学科会诊认为：患者病变局限，2周期化疗后SD，建议行手术治疗；因外科评价手术风险较高，患者拒绝手术。故给予根治性放化疗。

治疗方案　给予根治性同步放化疗，放疗采用调强放疗，处方剂量：95%PTV 60 Gy/30f/6周，5次/周。同步化疗方案：紫杉醇+顺铂。

靶区勾画说明

❖　GTVp 为原发肿瘤大体体积。

❖　GTVn 为前纵隔、右内乳区转移淋巴结。

■　CTV

❖　CTV 为在 GTVp+GTVn 基础上三维外放 1~2 cm 后根据解剖屏障适当修改，并包括前纵隔、右内乳淋巴引流区。

■　GTVp

■　CTV

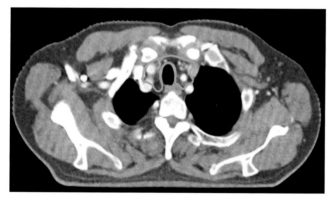

图10-6　胸骨柄上缘水平（CTV上界为大体肿瘤上2 cm）

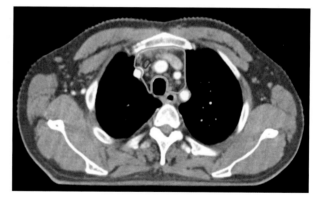

图10-7　第1肋软骨下1 cm水平（GTVp上界）

■ GTVp
■ GTVn
■ CTV

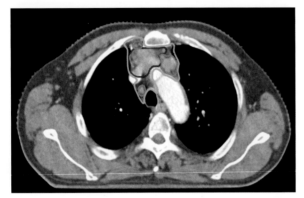

图10-8　第2肋软骨上0.5 cm水平（GTVp及GTVn中间层面）

■ GTVp
■ GTVn
■ CTV

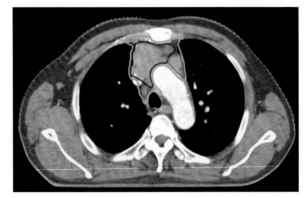

图10-9　第2肋软骨水平（GTVp及GTVn中间层面）

■ GTVp

■ CTV

■ CTV

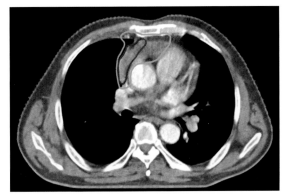

图10-10　第4肋软骨上1 cm水平（GTVp下界）

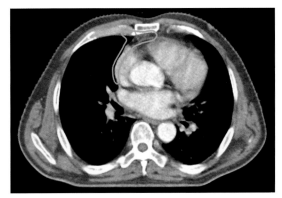

图10-11　第4肋软骨水平（CTV下界为肿瘤下1 cm）

第六部分
胸部正常器官

第十一章　胸部正常器官勾画

　　根据 RTOG 1106 研究及其他相关文献和指南[1-2]，胸部肿瘤放疗时正常组织器官勾画要点如下。

　　肺（图 11-1）：在 CT 的肺窗分开勾画左、右肺。肺剂量的评估是对于整个肺而言的，无论是过度通气的、萎缩的、纤维化的、肺气肿的肺组织，还是肺门外的小血管，都要勾画在内，而大体肿瘤体积（gross tumor volume，GTV）、肺门区域和气管、主支气管不应该包含在内。

　　食管（图 11-2~ 图 11-3）：在 CT 的纵隔窗，从环状软骨的下一层开始，一直勾画到食管胃结合部结束，包括黏膜层、黏膜下层、肌层及脂肪外膜层。

　　心脏（图 11-2~ 图 11-3）：在 CT 的纵隔窗，从肺动脉跨过身体中轴线的下一层开始，一直到心脏的最底部结束，包括：脂肪组织、部分大血管、正常心包隐窝、心包填塞物和心房、心室。

　　脊髓（图 11-4）：CT 图像选择软组织窗，通过调整窗宽和窗位显示脊髓结构，逐层勾画（不包括蛛网膜下隙），至少包括 PTV 上下 2~5 cm 范围[3-4]。

　　臂丛神经（图 11-5~ 图 11-9）：肺上叶肿瘤需要勾画。在 CT 的纵隔窗勾画臂丛神经，须包括颈 5 至胸 2 椎间孔水平的脊神经，最上一层至少需勾画到计划靶体积（planning target volume，PTV）向上 3 cm 处。健侧臂丛神经不需要勾画。

　　胃：在 CT 的纵隔窗，从食管胃结合部开始，一直到胃的最底部结束，包括：食管胃结合部、贲门、胃底、胃体和幽门。

　　肝脏：选择 CT 的纵隔窗。对于肝脏的勾画，胆囊不应该包含在内，下腔静脉和肝脏分开时，下腔静脉不应该勾画在内。

　　肾脏：选择 CT 的纵隔窗。分别勾画左、右两侧肾脏，注意勾画时应包括肾实质、肾盂和肾门，肾门结构包括肾门区动静脉。

　　小肠：选择 CT 的纵隔窗。为了与相同层面的结肠区别，推荐口服对比剂，一般采用口服稀释过的造影剂，根据肿瘤的部位确定造影剂的口服时间和剂量。

■　右肺
■　左肺

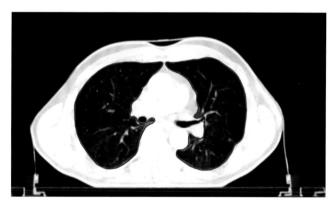

图 11-1　双肺

■ 心脏
■ 食管

■ 心脏
■ 食管

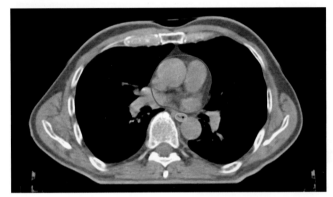

图11-2　肺动脉跨越体中线的下一层水平（此层开始勾画心脏）

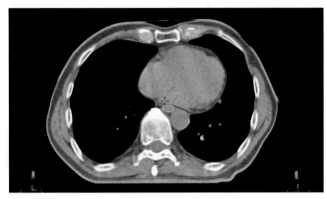

图11-3　心脏、食管

■　脊髓

■　前斜角肌

■　中后斜角肌

■　臂丛神经

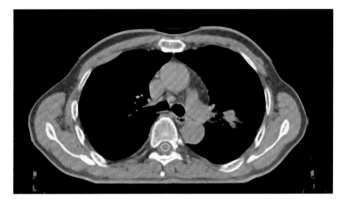

图11-4　脊髓

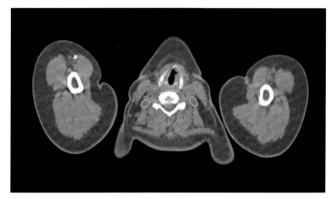

图11-5　颈5至颈6椎间孔水平（臂丛神经经椎间孔、在前中斜角肌之间走行）

- 前斜角肌
- 中后斜角肌
- 臂丛神经

- 前斜角肌
- 中后斜角肌
- 臂丛神经

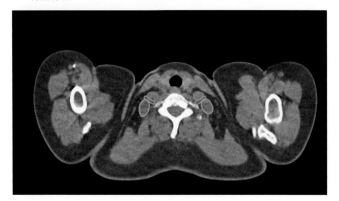

图11-6　颈7椎体水平（臂丛神经在前中斜角肌之间走行）

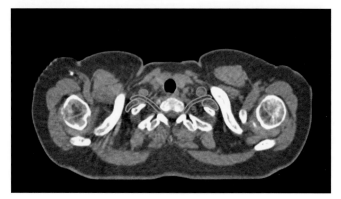

图11-7　胸1至胸2椎间孔水平

■　锁骨下静脉

■　锁骨下动脉

■　臂丛神经

■　臂丛神经

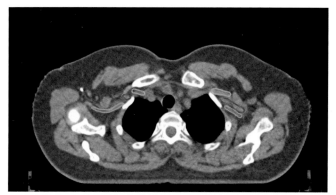

图11-8　胸2椎体水平（臂丛神经在锁骨下血管后走行）

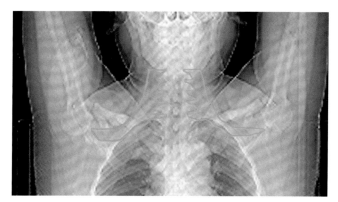

图11-9　臂丛神经冠状位投影图

参考文献

[1] Kong FM，Quint L，Machtay M，et al. Atlases for organs at risk (OARs) in thoracic radiation therapy[Z]. https://www.rtog.org/CoreLab/ContouringAtlases/LungAtlas.aspx.

[2] Kong FM，Ritter T，Quint DJ，et al. Consideration of Dose Limits for Organs at Risk of Thoracic Radiotherapy：Atlas for Lung，Proximal Bronchial Tree，Esophagus，Spinal Cord，Ribs，and Brachial Plexus[J]. Int J Radiat Oncol Biol Phys，2011，81(5)：1442–1457.

[3] Brouwer CL，Steenbakkers RJ，Bourhis J，et al. CT-based delineation of organs at risk in the head and neck region：DAHANCA，EORTC，GORTEC，HKNPCSG，NCIC CTG，NCRI，NRG Oncology and TROG consensus guidelines[J]. Radiother Oncol，2015，117(1)：83-90.

[4] Benjamin Movsas，RTOG 9801 protocol[Z]. https://www.rtog.org/ClinicalTrials/ProtocolTable/StudyDetails.aspx?study=9801.

第十二章　胸部正常器官放疗剂量限制

胸部正常器官放疗剂量限制如下（表12-1）。

表12-1　胸部正常器官放疗剂量限制

危及器官	分类	参数	备注
肺	肺癌 和胸腺肿瘤	V20≤30%[1-2]（最好为25%[2]）； V20≤35%~40%[3-4]（限值较高，国内一般不推荐）； 患侧肺平均剂量<25 Gy[5-7]； 全肺平均剂量≤20 Gy[1,3-4]； 肺叶切除术后V20<20%[8]； 全肺切除术后V5<60%、V20<4%~10%，平均剂量<8 Gy[9]； 小细胞肺癌每日2次照射：V20≤35%[10]，V20≤30%*；V5<60%*；全肺平均剂量≤15 Gy*	
	食管癌	V40≤10%，V30≤15%，V20≤20%，V10≤40%，V5≤50%，靶体积周围2 cm外的肺受量<40 Gy，平均剂量<20 Gy[11]	

247

续表12-1

危及器官	分类	参数	备注
心脏	胸部肿瘤	平均剂量<45 Gy[5-6]； 平均剂量<40 Gy[7]； V30≤30%（最好<20%），平均剂量<30 Gy[11]； V50≤25%，平均剂量≤20 Gy[3-4]； V30<46%，平均剂量<26 Gy[12]； 小细胞肺癌每日2次照射：D_{max}≤45 Gy，V45<30%，V22.5<50%*	耐受剂量（心包炎）： T/D 5/5（1/3体积）为60 Gy， T/D 5/5（2/3体积）为45 Gy， T/D 5/5（3/3体积）为30 Gy[2]
食管	胸部肿瘤	D_{max}<60 Gy[5-6]； 平均剂量≤34 Gy[13]； D_{max}<105% PTV处方剂量，V60≤17%，平均剂量≤34 Gy[3-4]； V35<50%，V50<40%，V70<20%，平均剂量<34 Gy[12]； 小细胞肺癌每日2次照射：$D_{1cc-max}$<110% PGTV处方剂量（最好<105% PGTV处方剂量），V54≤3%，V45<40%*	耐受剂量（狭窄和穿孔）： T/D 5/5（1/3体积）为65 Gy， T/D 5/5（2/3体积）为55 Gy， T/D 5/5（3/3体积）为45 Gy[2]
脊髓	胸部肿瘤	D_{max}≤50 Gy[2-4,7]（按椎管骨性结构勾画）； D_{max}<48 Gy[5-6,10]； D_{max}≤45 Gy[11]； 小细胞肺癌每日2次照射：D_{max}≤41 Gy[4]；D_{max}≤42 Gy[10]；D_{max}≤40 Gy*	

续表12-1

危及器官	分类	参数	备注
胃	胸部肿瘤	平均剂量<30 Gy（不包括PTV），D_{max}<54 Gy[11]；D_{100}<45 Gy[12]； 术后胸胃：V40≤40%~50%[8]	
小肠	胸部肿瘤	D_{max}<PTV最大剂量，D_{05}≤45 Gy[11]； V15<120 cc（小肠+肠系膜），V45<195 cc（腹膜腔整个空间）[12]	
肾脏	胸部肿瘤	V18≤33%，平均剂量<18 Gy[11]； V12<55%，V20<32%，V23<30%，V28<20%，平均剂量<15~18 Gy[12]	
肝脏	胸部肿瘤	V20≤30%，V30≤20%，平均剂量<25 Gy[11]；平均剂量<30~32 Gy（除外肝病病史或肝细胞肝癌），平均剂量<28 Gy（有肝病病史或肝细胞肝癌，Child-Pugh为A级）[12]	耐受剂量（肝炎）：T/D 5/5（1/2体积）为35 Gy，T/D 5/5（2/2体积）为25 Gy[2]
臂丛神经	胸部肿瘤	D_{max}<60 Gy[2]； D_{max}<66 Gy[13]； 平均剂量≤69 Gy[3]	

（1）Dmax，最大点剂量；D1cc-max，1cc最大剂量；PTV，计划靶体积；PGTV，大体肿瘤计划靶体积；T/D 5/5，5年相应不良反应发生率为5%的耐受剂量。（2）胸腺肿瘤的危及器官限量参考非小细胞肺癌，由于此类患者预后较好，应尽可能降低正常器官的受量[14]。（3）正常器官的受量应越低越好，只有当正常器官靠近靶体积时，其受量才可以接近表格中所列剂量限制。*，参数来自北京大学肿瘤医院开展的TRISS研究（NCT03214003）。

参考文献

[1] Kong FM, Hayman JA, Griffith KA, et al. Final toxicity results of a radiation-dose escalation study in patients with non-small-cell lung cancer (NSCLC): predictors for radiation pneumonitis and fibrosis [J].Int J Radiat Oncol Biol Phys, 2006, 65(4): 1075-86.

[2] RTOG 0412 protocol[EB/OL].[2009-02-19] https://www.rtog.org/ClinicalT ProtocolTable.aspx.

[3] NCCN.The NCCN non-small cell lung cancer clinical practice guidelines in oncology (version 4.2019)[EB/OL]. Fort Washington: NCCN,2019[2019-04-29]. https://www.nccn.org/professionals/physician_gls/pdf/nscl.pdf

[4] NCCN.The NCCN small cell lung cancer carcinomas clinical practice guidelines in oncology (version 1.2019)[EB/OL]. Fort Washington: NCCN,2019[2019-04-09]. https://www.nccn.org/professionals/physician_gls/pdf/sclc.pdf

[5] RTOG 9801 protocol[EB/OL]. https://www.rtog.org/ClinicalTrials/ProtocolTable/StudyDetails.aspx?study=9801

[6] RTOG 9410 protocol[EB/OL]. https://www.rtog.org/ClinicalTrials/ProtocolTable/StudyDetails.aspx?study=9410

[7] RTOG 9309 protocol[EB/OL]. https://www.rtog.org/ClinicalTrials/ProtocolTable/StudyDetails.aspx?study=9309

[8] 李晔雄. 肿瘤放射治疗学(第5版)[M]. 北京: 中国协和医科大学出版社,2018.

[9] Marks LB, Bentzen SM, Deasy JO, et al. Radiation dose-volume effects in the lung[J]. Int J Radiat Oncol Biol Phys, 2010, 76(3 Suppl): S70-S76.

[10] Faivre-Finn C, Falk S, Ashcroft L, et al. Protocol for the CONVERT trial— Concurrent ONce-daily VErsus twice- daily RadioTherapy: an international 2-arm randomised controlled trial of concurrent chemoradiotherapy comparing twice-daily and once-daily radiotherapy schedules in patients with limited stage small cell lung cancer (LS-SCLC) and good performance status[J]. BMJ Open, 2016, 6(1): e009849.

[11] NCCN.The NCCN esophageal and esophagogastric junction cancers clinical practice guidelines in oncology (version 2.2019)[EB/OL]. Fort Washington: NCCN,2019[2019-05-29]. https://www.nccn.org/professionals/physician_gls/pdf/esophageal.pdf

[12] Marks LB, Yorke ED, Jackson A, et al. Use of normal tissue complication probability models in the clinic [J]. Int J Radiat Oncol Biol Phys, 2010, 76(3 Suppl): S10-19.

[13] Kong FM, Ritter T, Quint DJ, et al. Consideration of Dose Limits for Organs at Risk of Thoracic Radiotherapy: Atlas for Lung, Proximal Bronchial Tree, Esophagus, Spinal Cord, Ribs, and Brachial Plexus [J]. Int J Radiat Oncol Biol Phys, 2011, 81(5): 1442–1457.

[14] NCCN.The NCCN thymomas and thymic carcinomas clinical practice guidelines in oncology (version 1.2019)[EB/OL]. Fort Washington: NCCN,2019[2019-02-07]. https://www.nccn.org/professionals/physician_gls/pdf/thymic.pdf

AME JOURNALS

创立于2009年7月的AME Publishing Company（简称AME，代表Academic Made Easy, Excellent and Enthusiastic），是一家崇尚创新、具有国际化视野和互联网思维的医学出版公司。AME拥有专业的期刊运营团队，提供以国际组稿为核心竞争力的全流程出版服务，专注于国际医学期刊、书籍的出版和医疗科研资讯成果的推广，已在香港、台北、悉尼、广州、长沙、上海、北京、杭州、南京和成都等地设立办公室。目前出版了60+本涵盖肿瘤、心血管、胸部疾病、影像和外科等不同领域的学术期刊，已有18本被PubMed收录，13本被SCI收录，出版中英文医学专业图书近百本。

期刊名称：JTD
创刊时间：2009年12月
PubMed收录：2011年12月
SCI收录：2013年2月
影响因子（2018）：2.027

期刊名称：TCR
创刊时间：2012年6月
SCI收录：2015年10月
影响因子（2018）：1.07

期刊名称：HBSN
创刊时间：2012年12月
PubMed收录：2014年1月
SCI收录：2017年6月
影响因子（2018）：3.911

期刊名称：QIMS
创刊时间：2011年12月
PubMed收录：2012年12月
SCI收录：2018年1月
影响因子（2018）：3.074

期刊名称：ATM
创刊时间：2013年4月
PubMed收录：2014年9月
SCI收录：2018年3月
影响因子（2018）：3.689

期刊名称：ACS
创刊时间：2012年5月
PubMed收录：2013年6月
SCI收录：2018年5月
影响因子（2018）：2.895

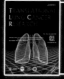
期刊名称：TLCR
创刊时间：2012年3月
PubMed收录：2014年12月
SCI收录：2018年10月
影响因子（2018）：4:806

期刊名称：TAU
创刊时间：2012年3月
PubMed收录：2015年12月
SCI收录：2018年12月
影响因子（2018）：2.113

期刊名称：GS
创刊时间：2012年5月
PubMed收录：2014年6月
SCI收录：2019年1月
影响因子（2018）：1.922

期刊名称：CDT
创刊时间：2011年12月
PubMed收录：2013年10月
SCI收录：2019年1月
影响因子（2018）：2.006

期刊名称：APM
创刊时间：2012年4月
PubMed收录：2015年3月
SCI收录：2019年1月
影响因子（2018）：1.262

期刊名称：JGO
创刊时间：2010年9月
PubMed收录：2012年7月
SCI收录：2019年2月

期刊名称：TP
创刊时间：2012年7月
PubMed收录：2016年1月
SCI收录：2019年9月

Updated on September 26, 2019